# もう困らない！
## プライマリ・ケアでの女性の診かた

女性診療に携わるすべての人に役立つ
問診・診察・検査のノウハウ

井上真智子／編

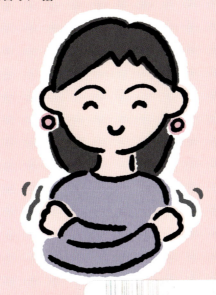

JN256753

羊土社
YODOSHA

謹告 ─────────────────────────────────────────

　本書に記載されている診断法・治療法に関しては，発行時点における最新の情報に基づき，正確を期するよう，著者ならびに出版社はそれぞれ最善の努力を払っております．しかし，医学，医療の進歩により，記載された内容が正確かつ完全ではなくなる場合もございます．

　したがって，実際の診断法・治療法で，熟知していない，あるいは汎用されていない新薬をはじめとする医薬品の使用，検査の実施および判読にあたっては，まず医薬品添付文書や機器および試薬の説明書で確認され，また診療技術に関しては十分考慮されたうえで，常に細心の注意を払われるようお願いいたします．

　本書記載の診断法・治療法・医薬品・検査法・疾患への適応などが，その後の医学研究ならびに医療の進歩により本書発行後に変更された場合，その診断法・治療法・医薬品・検査法・疾患への適応などによる不測の事故に対して，著者ならびに出版社はその責を負いかねますのでご了承ください．

# 序

　本書は，羊土社レジデントノート2013年2月号の特集で，「自信をもって診る！ 女性の腹痛 〜Part1：産科・婦人科疾患を見逃さない！／Part2：女性患者にやさしい診察のコツ〜」が好評であったため，それらに加筆・修正を行い，新規項目も追加して内容を充実させたものである．後期研修医や初期研修医のみならず，研修を終えた総合診療医や産婦人科以外の専門医，指導医，メディカルスタッフの方々にも，日々の診療で，参考にしていただけることを期待している．

　女性患者を診るときには，女性特有の病態・疾患を意識して鑑別診断とマネジメントを行うように，常に注意していることと思う．特に総合診療／プライマリ・ケアでは，症状が出始めて間もない時期，兆候が出そろっていない時期に診察をする機会が多く，後になってみれば容易に診断のつく疾患でも，早い段階では難しい場合がある．しかし，すぐには診断に至らなくとも，鑑別診断を十分考慮しながら細かく丁寧に経過をみることで，情報が増え，適切な診断とマネジメントにつながりうる．また，救急の場では，緊急性のある疾患を的確に診断，また除外することが最優先となる．

　本書ではまず，第1部は女性を診察する際もっとも注意が必要な「腹痛」を中心に取り上げ，腹痛をきたすさまざまな女性特有の疾患について病歴，身体診察，画像検査などの所見に習熟することで，緊急性のある疾患を鑑別するうえで役立つ内容とした．第2部は単行本化にあたり新たに設けたセクションであり，周産期救急や性行為感染症，月経に関する問題，更年期障害，乳房の問題など女性診療で重要なトピックを取り上げた．もちろん他にも重要なトピックは多くあり，女性診療を網羅するには決して十分とはいえないが，最低限知っておきたい内容である．第3部では，女性患者の診察面で注意すべき事項として，診察時の注意，妊娠中・授乳中の投薬や検査の注意，ドメスティック・バイオレンスなどをまとめた．本書を一通り読むことを通して，読者の皆さんにとって，女性診療への自信が増し，さらなる学びを進めていこうと思われるきっかけになれば幸いである．

2015年1月

井上真智子

# もう困らない！プライマリ・ケアでの女性の診かた Contents

序 ……………………………………………………………… 井上真智子　3

巻頭カラー …………………………………………………………………… 8

## 第1部　女性の腹痛に，もう困らない！

### 1　女性の腹痛の診かた　　　　　　　　　　　　　　宮崎　景　12
- ❶ 痛みの部位，性質から原因臓器を推測する ……………………… 13
- ❷ 緊急性の高い疾患から除外する …………………………………… 15
- ❸ 妊娠の可能性を常に考える ………………………………………… 18
- ❹ 経腟エコーのすすめ ………………………………………………… 19

### 2　フローチャートで診る！女性の急性腹症　　　加藤一朗　21
- ❶ まず妊娠を否定することからはじまる …………………………… 22
- ❷ まず産科的腹痛を考える …………………………………………… 24
- ❸ 妊娠が否定できた場合 ……………………………………………… 26

### 3　病歴聴取，身体診察のポイント　　　　　　　　小嶋　一　29
- ❶ 病歴聴取のポイント ………………………………………………… 30
- ❷ 身体診察のポイント ………………………………………………… 34

### 4　緊急性のある腹痛を見逃さない　　伊達岡要，飯塚崇，吉岡哲也　37
- ❶ 超緊急な状態を想定し，処置を開始する ………………………… 38
- ❷ FAST＋P（pregnancy）を施行する ……………………………… 38
- ❸ 妊娠の有無に応じて対処する ……………………………………… 40
- ❹ 妊娠していれば週数に応じて対処する …………………………… 42
- ❺ 産科領域以外の疾患ではないか考え直す ………………………… 45

## 5 画像検査ではここを診よう！
### 産婦人科疾患の画像と実際　　　　　　笹野智之，松本有里，熊澤恵一，馬淵誠士　48

- ❶ 症例①：異所性妊娠 ……………………………………………………………… 49
- ❷ 症例②：卵巣出血 ………………………………………………………………… 52
- ❸ 症例③：卵巣腫瘍（成熟嚢胞性奇形腫）の破裂 ……………………………… 55
- ❹ 症例④：卵巣腫瘍茎捻転 ………………………………………………………… 57
- ❺ 症例⑤：骨盤内膿瘍 ……………………………………………………………… 60
- ❻ 症例⑥：卵巣過剰刺激症候群（OHSS） ……………………………………… 62

## 6 こんな腹痛患者が来たら…
### 症例からわかる診断・治療のポイント　　　　　鳴本敬一郎，堀江典克，杉村　基　66

- ❶ 下腹部痛と発熱を訴える27歳女性 ……………………………………………… 67
- ❷ 腹部正中〜右下腹部痛と微熱を訴える25歳女性 ……………………………… 71
- ❸ 右下腹部痛を訴える25歳女性 …………………………………………………… 73
- ❹ 運動後に左下腹部痛を発症した32歳女性 ……………………………………… 77
- ❺ 痛みが下腹部から右肩まで広がった30歳女性 ………………………………… 79

# 第2部　女性患者でよく出会う問題を押さえる！

## 1 備えておきたい周産期救急　　　　　　　　　　　　　伊達岡 要，吉岡哲也　84

- ❶ 非産婦人科医の前に現れる妊娠女性 …………………………………………… 84
- ❷ 周産期救急のトレーニング ……………………………………………………… 87

## 2 性行為感染症
### 診断とマネジメント，その後の指導　　　　　　　　　　　　　　池田裕美枝　92

- ❶ 性行為感染症の実際 ……………………………………………………………… 93
- ❷ 1つ見つけたら他も疑う性行為感染症！ ……………………………………… 97
- ❸ なんといっても予防が肝心！〜診断後の患者指導は5Cで〜 ………………… 97
- ❹ 5Cの具体例 ……………………………………………………………………… 100

# Contents

## 3 思春期〜性成熟期の月経に関する問題　　加藤一朗　104

- ❶ 月経について ……………………………………………… 105
- ❷ 月経困難症 ………………………………………………… 106
- ❸ 子宮内膜症 ………………………………………………… 107
- ❹ 子宮筋腫 …………………………………………………… 107
- ❺ 月経前症候群 (premenstrual syndrome : PMS) ……… 107
- ❻ 望まない妊娠の予防 ……………………………………… 108

## 4 更年期障害の診断と治療　　加藤一朗　110

- ❶ 更年期とは？ ……………………………………………… 111
- ❷ 更年期障害とは？ ………………………………………… 111
- ❸ 鑑別診断 …………………………………………………… 112
- ❹ 治療 ………………………………………………………… 112
- ❺ 更年期障害以外の更年期における注意すべき疾患 …… 114

## 5 よくみられる乳房の疾患
### 問診と視触診のやり方　　萬谷京子　116

- ❶ 症例 ………………………………………………………… 117
- ❷ プライマリ・ケアでの診察・診断・治療 ……………… 119
- ❸ 乳がんかどうかの見分け方 ……………………………… 127
- **Column** 検診について ……………………………………… 130

# 第3部　女性の診察に自信をもとう！

## 1 医療面接の「聞きにくい」「話しにくい」をなくそう！　　中山明子　132

- ❶ プライバシーの保てる環境設定 ………………………… 133
- ❷ 病歴聴取時の前置き・具体的な注意点 ………………… 134
- **Column** 女性患者の診察を手伝う『シャペロン』………… 133

## 2 妊娠反応検査
いつ判断できるか，どう判断するか　　　　　　　　　　　寺岡英美　138

- ❶ hCGとは　　　　　　　　　　　　　　　　　　　138
- ❷ 検査キットについて　　　　　　　　　　　　　　139
- ❸ hCGと妊娠週数　　　　　　　　　　　　　　　　141
- ❹ 「妊娠反応」の偽陰性・偽陽性　　　　　　　　　142
- ❺ 救急外来における妊娠の事前確率はどれくらいか？　143
- ❻ 異所性妊娠と「妊娠反応」検査　　　　　　　　　144
- Column 妊娠中のX線被曝について　　　　　　　　　145

## 3 自信がつく！ 内診のやり方とコツ
女性患者の不安や不快を減らすために　　　　　　　　堤（滝沢）美代子　147

- ❶ 診察の準備　　　　　　　　　　　　　　　　　　150
- ❷ 婦人科診察（内診）の進め方　　　　　　　　　　150

## 4 妊娠中，授乳中の患者が来たら
投薬と検査の注意　　　　　　　　　　　　　　　　　　　平山陽子　159

- ❶ 妊婦への診察にあたり知っておくべきこと　　　　160
- ❷ 妊婦に実際に投薬する際に注意すること　　　　　161
- ❸ 放射線を用いた検査の際に留意すること　　　　　165
- ❹ 授乳婦への診察にあたり知っておくべきこと　　　166

## 5 見逃してはいけない！
ドメスティック・バイオレンスへの対応　　　　　　　井上真智子　169

- ❶ ドメスティック・バイオレンスの種類と特徴　　　170
- ❷ 暴力（IPV/DV）を疑う状況，外傷，その他の訴え　172
- ❸ 暴力が疑われたときの対応　　　　　　　　　　　174
- Column スクリーニングに関するエビデンス　　　174

索引　　　　　　　　　　　　　　　　　　　　　　　　　179

# 巻頭カラー

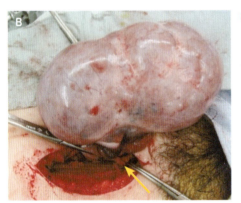

**① 卵巣腫瘍茎捻転**

B）開腹術にて卵巣茎部の3回転（→）を確認.
26ページ図3B参照

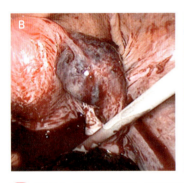
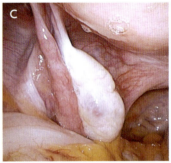

**② 症例①（異所性妊娠）の腹腔鏡像**

B）術中所見（腹腔鏡像）：右卵管膨大部妊娠．Douglas窩に出血貯留を認める．
C）正常の左卵管，左卵巣（腹腔鏡像，別症例）．
51ページ図1B，C参照

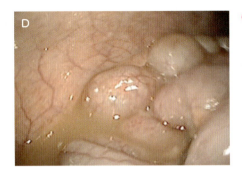

### ❸ 症例③（卵巣腫瘍の破裂）の腹腔鏡像
D）術中所見（腹腔鏡像）：腹腔内に黄白色液体の貯留を認め，脂肪成分の流出を示唆する．
56ページ図3D参照

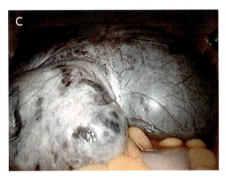 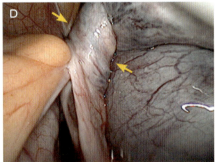

### ❹ 症例④（卵巣腫瘍茎捻転）の腹腔鏡像
C）術中所見（腹腔鏡像）：左卵巣腫瘍．腫瘍表面は青紫色に変色，一部出血しており，出血性梗塞，壊死変化を疑う．
D）術中所見（腹腔鏡像）：茎捻転部位（→）．
58ページ図4C, D参照

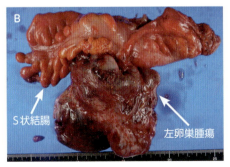

### ❺ 症例⑤（骨盤内膿瘍）の摘出病理写真
B）S状結腸と一塊となった左卵巣腫瘍．
61ページ図5B参照

# 巻頭カラー

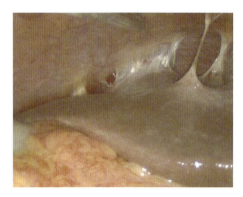

**❻ クラミジアによる肝周囲の膜状癒着**
神戸市立医療センター中央市民病院 臼木彩先生ご提供
93ページ図1参照

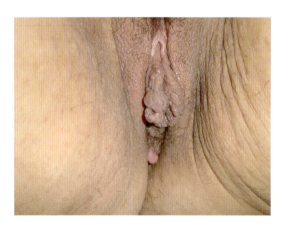

**❼ 尖圭コンジローマ**
153ページ図3参照

第1部

# 女性の腹痛に，もう困らない！

第1部 女性の腹痛に，もう困らない！

# 1 女性の腹痛の診かた

宮﨑 景

- ☑ 痛みの部位，性質から原因臓器を推測する
- ☑ 緊急性の高い疾患から除外する
- ☑ 妊娠の可能性を常に考える
- ☑ 女性骨盤臓器の画像診断は経腟エコーがファーストチョイス

　「腹痛」の診療は一見難しい．腹部にはいくつもの臓器が重なって存在し，痛みの部位や性状は必ずしも疾患特異的でない．ましてや「女性の腹痛」ともなると，さらにお手上げ，「とりあえず外科医か産婦人科医を呼ぼう」なんて思っていないだろうか？ 必要なコンサルテーションを躊躇しないのは重要なことだが，手順を踏んで賢く相談したいものである．

# 1 痛みの部位，性質から原因臓器を推測する

## 1）腹痛診断における病歴と診察の疾患特異性は低い

　一般的に病歴聴取と身体診察をしっかりとれば，多くの症例で診断を絞ることができる．例えばある内科外来では，診断にたどりついた症例のうち9割が病歴と身体診察によるもので，検査が寄与したのは1割にすぎなかった[1]．一方腹痛は，その病歴と診察から診断に至るには，症状の感度や疾患特異性が劣るとされている[2]．これにはさまざまな理由が考えられるが，腹部にはいくつもの臓器が重なって存在していることが要因の1つである．また内臓痛特有の腹痛部位，関連痛，放散痛についてよく理解されていないこともあげられる．まずはこれらについて説明したい．

## 2）腹痛部位の特徴

　一般に，消化管が原因の痛みは正中に感じられることが多い．これは消化管を支配している神経が左右から均等に派生しているためである．一方で，腎臓，尿管，卵巣などは，臓器が位置する側の神経から主に支配されているために，体性痛と同様に，病側に痛みを感じやすい．胆嚢，上行結腸と下行結腸は例外で，両側性の神経支配でありつつも，片側優位となり，病側に一致した痛みを感じやすい．

　また，内臓痛は支配神経が脊髄に入る高さで感じやすい．例えば小腸を支配する神経は，T8-L1レベルで脊髄に入るため，小腸の病変は臍周囲の痛みとして感知される[3]．

## 3）関連痛

　内臓痛の部位を説明するには，関連痛を理解することが重要である．内臓痛は，内臓からの求心性神経が入った脊髄レベルと，同じレベルを通る体性神経が支配する部位の痛み（関連痛）として感知されやすい．これは，一般に内臓神経より体性神経の求心路の方が濃密であることと，体性神経の方が活性化される頻度が高いためであると考えられる．**図1**

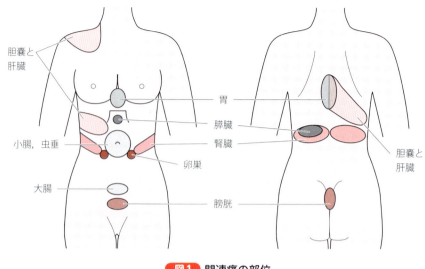

**図1** 関連痛の部位

に関連痛の部位が記してあるので参照されたい．例えば，胆石発作で右肩に関連痛を生ずるのはよく指摘されていることである．

### 4) 痛みの移動

関連痛が生ずるメカニズムを理解すると，腹痛でしばしば「痛みの移動」に遭遇するが，それらの大部分に説明がつくことがわかる．例えば，虫垂炎の患者では，初期には関連痛としての臍周囲の痛みが主であるが，炎症が壁側腹膜に波及すれば，腹膜から生ずる体性痛が優位となり，痛みの部位が右下腹部に限局される．

### 5) 腹部以外の臓器による腹痛

関連痛により腹部臓器以外の原因で腹痛が生ずることも稀ではない．例えば心筋梗塞の関連痛として心窩部痛はよく遭遇する．

### 6) 部位から考える腹痛の原因

以上の点を踏まえて，腹痛部位から推測される腹痛の原因疾患を列挙

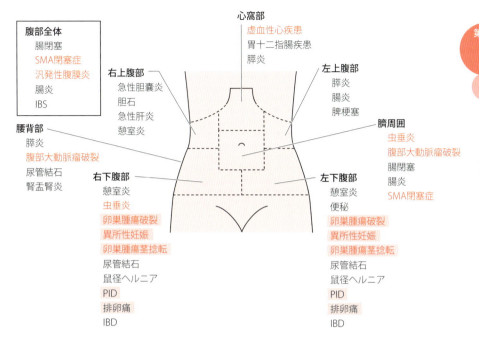

**図2** 部位から考える腹痛の原因

赤字は緊急性の高い疾患．▮は女性骨盤臓器に関係する疾患．
SMA：superior mesenteric artery（上腸間膜動脈），IBS：irritable bowel syndrome（過敏性腸症候群），PID：pelvic inflammatory disease（骨盤内炎症性疾患），IBD：inflammatory bowel disease（炎症性腸疾患）

する．腹痛部位を右上腹部，心窩部，左上腹部，臍周囲，右下腹部，左下腹部，腰背部，腹部全体の8つに分類するとわかりやすい（図2）．

## 2 緊急性の高い疾患から除外する

### 1）緊急性の高い疾患／見逃してはいけない疾患／ありふれた疾患

解剖学的に疾患を絞ったうえで，鑑別を緊急性の高い疾患，（緊急性は高くないが）見逃してはいけない疾患，ありふれた（commonな）疾患

という3つの切り口から考えるとよい．

## 2) 緊急性の高い疾患を忘れない

実際の臨床現場では緊急性の高い疾患，（緊急性は高くないが）見逃してはいけない疾患，ありふれた疾患を同時並行に鑑別しながら診療が進むが，救急の現場における初学者は**「緊急性の高い疾患を忘れない」**ことが一番重要である．

ちなみに女性の下腹部痛の緊急性には，生命に関する緊急性と生殖能力の維持に関する緊急性という2つの観点が考えられる[4]．

右下腹部の痛みを例にあげれば下記のようになる．

<右下腹部痛の緊急度>

- 緊急性の高い疾患　　　→【生命】異所性妊娠，虫垂炎，卵巣腫瘍破裂
　　　　　　　　　　　　→【生殖能力維持】PID，卵巣腫瘍茎捻転
- 見逃してはいけない疾患 → 悪性腫瘍，（疾患ではないが）正常妊娠
- ありふれた疾患　　　　→ 腸炎，膀胱炎，尿管結石，鼠径ヘルニア

## 3) 女性骨盤臓器による緊急性の高い疾患

女性骨盤臓器による主な緊急性の高い疾患に限定して，その特徴を以下に列挙した．おさらいのために女性骨盤臓器を図示している（**図3**）．なお，第1部-5にそれぞれの症例が画像所見とともに紹介されているので，参照してほしい．

### ❶ 異所性妊娠

異所性妊娠※は，自然妊娠の約1〜2％で発生し，典型例では下腹部痛，生理不順，不正性器出血を認めるが，下腹部痛を伴う妊娠反応陽性の女性で，子宮内の妊娠が確認されていない場合は，常に異所性妊娠を疑うべきである．自ら施行可能であれば経腟エコーで子宮内の胎嚢構造を確認する．そうでなければ産婦人科へのコンサルテーションが必要である．生殖補助医療による妊娠の場合，内外同時妊娠の確率が上昇し

---

※**異所性妊娠**：以前は子宮外妊娠と呼ばれていた．

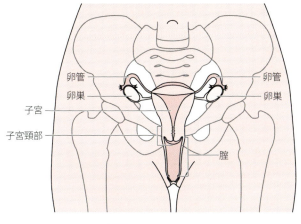

**図3** 女性骨盤臓器

0.15〜1％弱にも及ぶため，子宮内妊娠が事前にわかっていても注意が必要である[5]．

> **ココがピットフォール**
> 内外同時妊娠の存在を忘れない．

### ❷ 卵巣腫瘍破裂

卵巣腫瘍破裂は無症候のことも多いが，典型的には性交や激しい運動の直後に起こる片側性の下腹部痛である．軽度の性器出血を伴うこともある．ショックをきたすような大量の腹腔内出血は稀であるが，異所性妊娠などとの鑑別が必要となり，経腟エコーや産婦人科コンサルテーションを考慮するケースが多い[6]．

### ❸ 骨盤内炎症性疾患（PID）

PIDは，下腹部全体の漠然とした痛みが生理や性交時に出現するときに疑う．発熱は患者の半分，不正性器出血は3分の1にしか認めず，子宮頸部のおりものが膿性である場合の陽性尤度比は3.3である．PIDの

確定診断は難しいが，下腹部痛に加えて子宮，付属器の圧痛もしくは子宮頸部の他動痛（cervical motion tenderness）があれば臨床診断（CDC基準）を満たす．右上腹部痛の存在はPIDを否定しない．これはPID患者の10％に肝周囲炎（Fitz-Hugh Curtis症候群）を認めるからである[7) 8)]．

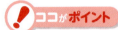

PIDの臨床診断には内診が有効．

### ❹ 卵巣腫瘍茎捻転

典型的な卵巣腫瘍茎捻転は，突然発症の比較的強い片側性下腹部痛で，吐き気・嘔吐を伴う．卵巣囊腫や腫瘍などの腫瘤，特に径5cm以上が一番の危険因子であり，病歴で卵巣の病気の有無を確認することは重要である．ある研究によると卵巣腫瘍茎捻転の患者の約半分で卵巣の囊腫や腫瘍の存在が事前に判明していた[4)]．また妊婦にも多く，閉経後に発症率は下がる[9)]．生殖能力を維持するために緊急手術となることも多いので，疑う場合は迅速な対応が求められる．経腟および経腹エコーが最初に選択される．

## ③ 妊娠の可能性を常に考える

### 症例

17歳の女性．3時間前から左下腹部痛でERを受診．既往歴は特にない．血圧110/65 mmHg，脈拍98/分，呼吸数22/分，SpO$_2$ 98％，体温37.4℃．腹部は柔らかく，圧痛は軽度．「妊娠の可能性はない」と本人がコメントし，便秘気味とのことで，センノサイドを処方して帰した．

後日，産婦人科医に呼び止められ，「異所性妊娠で危ないところだった」と大目玉を食らった．

妊娠可能年齢であれば，**必ず妊娠の可能性を考える**．患者が言う「生理があるから」「妊娠していないと思う」を信じて痛い目にあった経験談は枚挙にいとまがない．妊娠の可能性を確認する詳しい方法は後述の各論に譲るが，欧米のERなどで妊娠可能な女性の腹痛に対して，尿による妊娠反応検査をルーチンに行っているのは，あながちやりすぎでもないと筆者は考えている．

> **ココが ピットフォール**
>
> 患者の「生理がある」「妊娠していないと思う」を鵜呑みにしてはいけない．

## 4 経腟エコーのすすめ

女性骨盤臓器の画像診断は**経腟エコー**がファーストチョイスである．被曝もなく，習熟は比較的容易である．産婦人科以外の医師にとって，内診と経腟エコーはハードルが高いと感じられているのは確かであるが，内科医から家庭医に転向した筆者の個人的経験からも，一度はじめてみれば，あくまで経験がないための心理的なハードルがメインであったとわかる．

## おわりに

初学者にとっては，緊急性の高い腹痛を見逃さないのが一番である．女性の腹痛の診断には，常に妊娠を考慮に入れた，病歴聴取と身体診察が求められる．内診，経腟エコーは大変有用であるため，非産婦人科医であっても習熟が勧められる．

> **ココが ポイント**
>
> 女性をみたら妊娠を疑え．

● 文献

1) Peterson, M. C., et al.：Contributions of the history, physical examination, and laboratory investigation in making medical diagnoses. West J Med, 156（2）：163-165, 1992
2) Yamamoto, W., et al.：The relationship between abdominal pain regions and specific diseases：an epidemiologic approach to clinical practice. J Epidemiol, 7（1）：27, 1997
3) Fishman, M. B. & Aronson, M. D.：Differential diagnosis of abdominal pain in adults. UpToDate, 2014
4) Kruszka, P. S. & Kruszka, S. J.：Evaluation of acute pelvic pain in women. Am Fam Physician, 82（2）：141-147, 2010
5) 「産婦人科診療ガイドライン―産科編2014」（日本産科婦人科学会，日本産婦人科医会/編・監），p.116, 2014
6) Blechman, A. N. & Mann, W. J. Jr.：Evaluation and management of ruptured ovarian cyst. UpToDate, 2013
7) Livengood, C. H. III & Chacko, M. R.：Clinical features and diagnosis of pelvic inflammatory disease. UpToDate, 2014
8) 「産婦人科診療ガイドライン―婦人科外来編2014」（日本産科婦人科学会，日本産婦人科医会/編・監），pp.23-24, 2014
9) Growdon, W. B. & Laufer, M. R.：Ovarian and fallopian tube torsion. UpToDate, 2013

第1部 女性の腹痛に，もう困らない！

# 2 フローチャートで診る！女性の急性腹症

加藤一朗

- ☑ 女性の腹痛の診察は，まず妊娠を否定することからはじまる．本人の「妊娠の可能性はない」を信用しない
- ☑ プライマリ・ケアで押さえておくべき急性腹症をきたす代表的な産婦人科疾患はそれほど多くない
- ☑ 手術適応となる緊急性の高い疾患を見落とさない

　女性（特に若い）の急性腹症となると，研修医を含め産婦人科以外の医師は診察を躊躇してすぐに産婦人科医師にコンサルトするか，または産婦人科疾患の鑑別を後回しにして診察することが多いのではないだろうか？　しかし，これから提示するフローチャートをご覧いただくと，女性の急性腹症の診察はそう難しいことではないことがすぐわかるはずである．さあ，明日から急性の腹痛を訴える女性を躊躇わずに診られるあなたがいる！

## 症例

30歳女性，2経産．当日18時頃から右下腹部痛が出現したため救急外来受

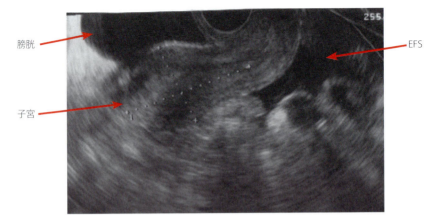

**図1** 症例の経腟エコー画像

> 診．救急外来当直医診察時，本人より「先週月経があったし，しかも避妊リングが入っているため妊娠は絶対にないと思います」と訴えがあったために産婦人科疾患を検索しなかったが，原因不明のために産婦人科医にコンサルト．すぐに尿妊娠反応検査を施行したところ陽性であり，経腟エコー検査にてDouglas窩にEFS（echo free space，**図1**），血液検査にてHb 6.0 g/dLと貧血を認めたため緊急開腹術となった．診断は右卵管妊娠（異所性妊娠）破裂だった．

　産婦人科疾患の正確な診断・治療は産婦人科医に委ねればよく，その場で完結する必要はない．しかし，**女性の急性腹症を診るときにまず産婦人科疾患がないかどうか疑うことは重要**であり，鑑別を要する緊急性の高い産婦人科疾患は限られているため，**図2**のフローチャートをご覧いただければ，女性の急性腹症をそう怖がることはないことがわかる．

## ① まず妊娠を否定することからはじまる

　症例のように患者本人が妊娠を否定しても，**尿妊娠反応検査で必ず妊娠を否定**しなければならない．よくあるのが，**切迫流産などの不正性器**

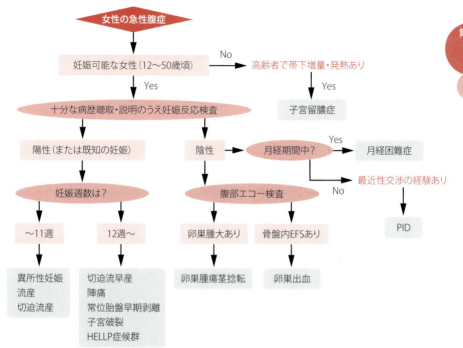

**図2** 女性の急性腹症の鑑別フローチャート
PID：pelvic inflammatory disease（骨盤内炎症性疾患）

　**出血を月経と思っている**患者がいることであり[1]，また，症例のように避妊リングは子宮内妊娠の避妊にはなるが，異所性妊娠の避妊にはならないことも忘れないでほしい．

　しかし，いきなり尿妊娠反応検査をするのは医師だけでなく女性患者にとっても躊躇されるため，まずは最終月経やその前の月経，性交渉の経験を確認する（3部-1参照）．特に親と来院したティーンエージャー，パートナーと来院した女性には，対応により一層慎重な配慮を要する[2]．筆者はこの際必ず同伴者にはいったん診察室から出てもらい，本人だけに「女性の皆さんに必ず聞いているのですが，性交渉の経験はありますか？ もしこの半年以内にある方には，可能性は低いかもしれませんが必ず妊娠反応検査をお願いしています」と説明し，必ず尿妊娠反応検査

をしている．つまり，**尿妊娠反応検査の前には，十分な病歴聴取と説明が必要**である．ちなみに筆者は，妊娠8カ月まで自分の妊娠に気づかなかった患者を経験している．

## ❷ まず産科的腹痛を考える

尿妊娠反応が陽性，または妊娠している患者の腹痛ではまず産科的腹痛を考える．産科的腹痛は妊娠週数によって鑑別診断が以下のように異なる．

### 1）妊娠11週（妊娠3カ月）まで

#### ❶ 異所性妊娠（これまで子宮外妊娠と呼んでいた）

異所性妊娠は全妊娠の1〜2％程度の頻度で発症するが，受精卵が子宮腔以外の場所に着床し生育した状態をいい，卵管妊娠が最も多い．**妊娠部位が破裂すると激痛および出血性ショックを起こすため，絶対見落としが許されない疾患である**．妊娠（最終月経開始日から）6〜8週にみられることが多い[3]．異所性妊娠が疑われたら，ただちに産婦人科医へのコンサルトが必要である．

#### ❷ 流産または切迫流産

不正性器出血を伴うことが多い．全妊娠の15％程度は自然流産すると言われるが，妊娠11週頃までが多い．切迫流産の多くは正常な妊娠継続が期待でき，しかも妊娠12週未満切迫流産症例に対して，流産予防が証明された薬物療法は存在しない[4]．しかし，**月経時出血量以上の出血と強い腹痛については流産を考慮して産婦人科医コンサルトが望ましい**．この際，異所性妊娠の否定のため，腹部エコー検査で子宮内に胎嚢があるかどうかを確認しておいてほしい．

## 2）妊娠12週（特に妊娠22週）以降

### ❶ 切迫早産（妊娠21週までは切迫流産）

子宮頸管長が短縮している場合は，入院加療が必要となることもある．妊娠中の下腹部痛が子宮収縮によるものか，それ以外によるものか迷うケースがよくあるが，本人に「痛いときに下腹が硬くなりますか？」と聞いてYesと答えるようであれば子宮収縮によるものと考え，早めに産婦人科コンサルトするのが望ましい．

### ❷ 陣痛

子宮収縮に伴う定期的な10分以内の痛みがあれば，分娩の準備を行う．筆者もこれが陣痛なのか腸炎の蠕動痛なのかわからず，救急外来受診される妊婦を経験したことがある．

### ❸ 常位胎盤早期剥離

常位胎盤早期剥離とは，児娩出に先立って正常位置にある胎盤が子宮壁から完全または，不完全に剥離されることをいう．妊産婦死亡，周産期死亡の主因の1つであり，見逃してはならない．胎盤剥離の程度はごく軽度から高度のものまで種々あり，それに伴い自他覚症状の程度にも差がみられるが，初発症状としては，下腹部痛，子宮圧痛，子宮硬直，外出血（ないこともある）がある[5]．本症を疑った場合（特に交通事故や暴行などで腹部を打撲した妊婦）は，すみやかに腹部エコー検査を行い，**胎盤肥厚像や胎盤後血腫を認めたら（なかなか診断が難しいこともあるため，疑ったら）すぐに産婦人科医コンサルトが必要**である．

### ❹ 子宮破裂

帝王切開や子宮筋腫核出術といった子宮手術の既往がある妊婦でまれに起こるのが子宮破裂である．突然の腹痛と出血性ショックを呈することがあり，腹部エコー検査にて，腹腔内出血や胎児の位置異常から診断できる．

### ❺ HELLP症候群

急性の心窩部～右上腹部の痛みを訴える妊婦には，溶血，肝酵素上昇，血小板減少の有無を採血で確認して，HELLP症候群の可能性を否定する必要がある．妊娠27～37週での発症が多く，治療は速やかに分娩を終

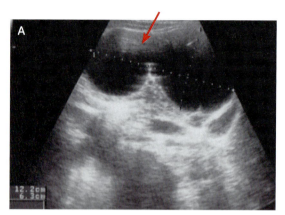
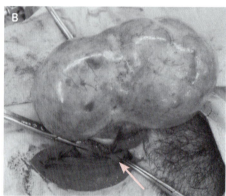

**図3** 卵巣腫瘍茎捻転

A）腹部エコー検査：12×6cmの腫瘤（→）．
B）開腹術にて卵巣茎部の3回転（→）を確認．巻頭カラー1参照

了させることであるが，治療が遅れればDICを併発し，母児ともに生命に危険の及ぶ疾患である．

## ③ 妊娠が否定できた場合

尿妊娠反応が陰性であれば，腹部エコー検査を行う．

### 1）卵巣腫大あり→卵巣腫瘍茎捻転（図3）

卵巣を支持する靱帯がねじれることによって起こり，長径6cm以上

の腫瘤では捻転のリスクが高いと言われている[6]．比較的症状が一定せず，診断はなかなか難しいが，緊急手術となることがあり，見逃してはならない．疑ったら躊躇せずに産婦人科医にコンサルトである．

### 2) 骨盤内にEFSあり→卵巣出血

卵巣からの出血が腹腔内に貯留し，**保存的治療で止血することが多いが，出血量が多い場合に手術を要することがある**．月経周期の黄体期に生じる頻度が高いが，性交渉を契機に起こることもあり，病歴聴取が重要である．

### 3) 月経困難症

月経期間中に下腹部痛，腰痛，嘔気，頭痛などが起こる．子宮内膜症，子宮筋腫（第2部-3参照）などの器質的疾患に伴うことがあるが，緊急手術となることはなく，対症療法を行い，後日産婦人科外来受診を勧める．

### 4) PID（pelvic inflammatory disease：骨盤内炎症性疾患）

卵管炎，付属器炎からさらに上行性に感染が進展すると骨盤腔に至って骨盤内腹膜炎となり，発熱，下腹部痛，腹膜刺激症状をきたす．クラミジア感染の頻度が増加しており，マクロライド系抗菌薬の投与を行う．

## おわりに

くり返すが，**女性の急性腹症はまず妊娠を否定することからはじまる**．尿妊娠反応検査をするのは医師にとっても女性患者にとっても躊躇されるかもしれないが，重要な検査であるため妊娠の可能性が1％でもあれば必ず行う．また，緊急手術を要する産婦人科疾患は限られているため，女性の急性腹症はそう怖がることはない．

● 文献

1)「思考過程と根拠がわかる 腹痛初期診療マニュアル」(田中和豊/著),羊土社,2009
2) 武田多一:女性の腹痛・急性腹症.medicina,44(13):2243-2247,2007
3) 近内勝幸:プライマリ・ケアにおける婦人科疾患のみかたと注意.レジデントノート,8(5):965-970,2006
4)「産婦人科診療ガイドライン―産科編2014」(日本産科婦人科学会,日本産婦人科医会/編・監),2014
5)「標準産科婦人科学」(丸尾 猛,岡井 崇/編),医学書院,2004
6)「産婦人科診療ガイドライン―婦人科外来編2014」(日本産科婦人科学会,日本産婦人科医会/編・監),2014

第1部 女性の腹痛に，もう困らない！

# 3 病歴聴取，身体診察のポイント

小嶋 一

- ☑ 女性の腹痛は「正常と異常」「妊娠と非妊娠」および「産婦人科疾患と非産婦人科疾患」の3軸で考えよう
- ☑ 腹痛を正常と異常に分けることは困難なことがあるが，典型的な普通の月経痛と妊娠時の生理的な腹痛に精通しよう
- ☑ 身体診察で産婦人科疾患に特異的なものは多くないが，女性の腹痛を診る際に婦人科診察（内診など）を避けてはならない

　女性が腹痛を訴える場合の病歴聴取では，正常と異常，妊娠しているかどうか，産婦人科疾患と非産婦人科疾患の3つの軸に分けて考える習慣をつけたい．特に月経に関連するものは，月経痛を含む月経随伴症状から月経困難症，そして子宮内膜症まで幅広い多彩な疾患・症状を訴えるものであることを頭にいれておきたい．問診票[1]を上手に活用し，患者の不安や羞恥心に配慮しながら病歴聴取を行えるようになろう．また妊娠時は正常妊娠の経過であっても，子宮収縮や子宮増大に伴う痛みがあることを認識し，妊娠時の腹痛すべてを産婦人科医に紹介するようなことがないようにしたい．

　**女性の腹痛を診る際に婦人科診察を省略してはいけない**．十分な病歴

聴取と診察でほとんどの疾患が診断できるという大原則を丁寧に守ることが診断能力の向上には不可欠であることを認識し，婦人科診察を特別視せずに普通の診察の一部として行えるようになろう．

19歳女性，下腹部痛を訴えて受診．初経は11歳で，以降徐々に月経前に下腹部の痛みが強くなっていた．15歳頃から強い月経痛を感じるようになり，月経の前から月経期間中にかけてほぼ毎日市販の解熱頭痛薬を内服している．それでも年に数回は下腹部の痛みと倦怠感が強く学校を休む日があった．これまで産婦人科を受診したことはなく，妊娠分娩は経験したことがない．性交渉歴は全くなく，泌尿器系の既往歴もない．

診察では子宮がやや後屈している以外は特に異常がなく，経腟エコーで少量の腹水を伴う骨盤内の囊胞を認めたため低容量ピル内服を含めた治療も検討されたが，現在浪人中でどうしても根治的な治療を強く希望したため，腹腔鏡にて骨盤内のチョコレート囊胞を確認，切除となった．

# 1 病歴聴取のポイント

急性腹症や緊急性のある疾患についての病歴は他稿に譲る．

本稿では女性の腹痛の正常と異常を知るために，正常な月経と，正常な妊娠時の腹痛について解説する．

## 1）非妊娠または妊娠が不明の場合

### ＜正常な月経を理解するための基礎知識（月経随伴症状について）＞

月経随伴症状とは主に月経前から月経中に現れる症状であるが，それ以外のタイミング（例えば排卵痛として月経の中間）でも現れる可能性がある．骨盤臓器関連の痛みだけでなく，倦怠感，イライラなどの精神心理的症状，ひいては窃盗や暴力といった異常行動まで含めるとその症状は200を超えるとされている．特に月経期間中に起こる骨盤臓器関連疼痛を月経痛といい，なかでも日常生活に支障をきたすほど強い症状を呈するものを

**表1 続発性(器質性)月経困難症の原因**

| |
|---|
| ・子宮内膜症 |
| ・骨盤内炎症性疾患(クラミジア感染など) |
| ・子宮筋腫 |
| ・子宮腺筋症 |
| ・IUD(intrauterine device:子宮内避妊器具)挿入 |
| ・癒着による牽引痛(虫垂炎など腹部手術の既往など) |
| ・骨盤内うっ血 |
| ・子宮形態/位置異常(頸管狭窄,子宮後屈など) |

月経困難症(第2部-3も参照)という.

月経随伴症状は多彩で程度もさまざまであるため,症状1つ1つをとって正常範囲内であると判断することは難しい.そのため受診に至った過程,特に初経からの症状の変化を詳細に聴取することが不要な検査や侵襲を避けるために重要である.初経後しばらくの間はほとんど月経痛を認めないが,初経から2〜3年を経過して月経周期や月経量,排卵周期が安定する頃から強い月経痛を感じる者が増加する.

普通の月経痛と月経困難症を厳密に分けることは難しいこともある.先述のように「日常生活に支障をきたす」とか「病的に強い症状」を伴うものが月経困難症であるが,疼痛に対する感受性や耐性は個人差が大きく定量的に扱うことができないため診断に悩むこともあるのが現実である.病気などの原因のある月経困難症を続発性(または器質性)月経困難症と呼び,その原因を**表1**にあげる.

16歳から50歳未満の女性1,906人を対象とした,働く女性の健康に関する実態調査(女性労働協会2004年)[2]では,「服薬しても会社を休む程度」を「かなりひどい」,「服薬すれば仕事ができる程度」を「ひどい」として月経痛の程度を定義している.この「かなりひどい」と「ひどい」程度の月経痛を「強い月経痛」とすると,強い月経痛を経験する女性は年齢が若いほど多く,25歳未満では43.1%にも上るが,40〜45歳では11%にまで下がることがわかっている(閉経と答えた人を除いた全年齢の平均は28.6%であった).

### ❶ 月経歴

月経歴では以下のことを確認する．

▶ **初経の年齢**

▶ **月経周期**：正常な月経周期は4±1週間となっているが，正常範囲内に入る女性は66％程度という研究もあるので，多少の誤差は許容すべきである．それよりも月経周期が整であるかどうかが重要である．**特に最終月経（と勘違いされている不正性器出血）が，その前の月経から数えて周期が合っているのかどうかは妊娠の有無を疑うには必須の情報である**．ただし月経周期がそもそも不整であればこの情報は意味がなくなる．なお先にあげた調査[2]では月経周期が順調と答えた者が70.0％，不順17.1％で閉経が12.0％となっている．

▶ **月経量**：参照する文献によって20〜60 mLとも平均80 gとも言われているが，月経量を正確にはかることは現実的ではないので，「過多月経」と考えるべき月経量を推測する指標を示す．

> **＜過多月経を示唆する事象＞**
> - 夜用ナプキンを1日に10枚以上，もしくは1時間ごとに変えなくてはならない日がある
> - 親指の先よりも大きな血の塊がナプキンにつく
> 
> （ただし上記2つはエビデンスに基づいた事象ではなく，個人差が大きいのであくまでも参考程度に）

▶ **閉経の有無**

### ❷ 妊娠歴

妊娠回数・分娩回数だけでなく，妊娠中の異常（異所性妊娠，流産・早産，妊娠高血圧症候群，前置胎盤，常位胎盤早期剥離など）を確認する．また分娩の異常（児頭骨盤不均衡，帝王切開，吸引分娩など）についても確認する．

### ❸ 性交渉の有無

詳細は第3部に譲るが，曖昧な表現ではなく，妊娠の可能性を考慮するために「性交渉を行った経験があるか」「（性交渉経験があるならば）

最後の性交渉はいつか」という点についてのみ明らかにするとよい．これ以上の詳細な病歴聴取は腹痛の原因を検索するという観点では不要である．

#### ❹ 性行為感染症の既往の有無

「性行為感染症」「淋病やクラミジアのようなセックスでうつる病気」などの表現でも，患者にこれらの病気を理解してもらえないこともある．また，無症状で経過する性行為感染症もあるため，明らかな既往がなければ病歴聴取から性行為感染症のリスクがあるかどうかだけを判定すれば十分である．

### 2) 妊娠が明らかな場合

妊娠中にも生理的に子宮の収縮は妊娠6週頃から発生すると言われている（発見者の名前をとってBraxton Hicks収縮と呼ぶ）．ほとんどの場合この収縮は痛みになることはないが，週数が進み子宮の収縮が自覚される時期に腹部の張りとして自覚されることがある．この収縮を切迫早産の前兆と正確に見分けることが難しいこともあるが，回数が少なく（1時間に2回程度まで），頻度が増加せず，破水や帯下の増量に関係なく，胎動の減弱がない場合には経過をみてよい．

また子宮のサイズが急激に増大する妊娠10週以降は，骨盤内の癒着に関連した痛みや，腸管圧迫による痛み，便秘による不快感，骨盤開大に伴う骨盤や脊椎に由来する痛み，骨盤内の靱帯が伸長する痛みなど生理的な痛みが存在する．これらの痛みは初妊婦では妊婦自身が異常な痛みとの区別がつかないことがあり，精査を行ったうえではじめて生理的な痛みと説明できることもあるので注意を要するが，危険な徴候（第1部-4で解説）を伴わず，胎児のwell-beingを確認できれば，まず生理的な痛みとして経過をみても構わない．

以上を踏まえ3つの軸で分類した女性の腹痛の原因を**表2**に示す．

**表2** 3つの軸で分類した女性の腹痛の原因

| | 正　常 | | 異　常 | |
|---|---|---|---|---|
| | | 妊娠関連 | | 妊娠関連 |
| 産婦人科疾患 | ・月経痛（我慢して仕事や生活ができる程度，初経から3年程度で安定し年齢とともに軽減する，月経量は過多月経を示唆しない程度）<br>・排卵痛 | ・子宮増大に伴う痛み<br>・妊娠に関連する便秘が原因の痛み<br>・Braxton Hicks収縮（定期的ではなく，程度も弱い，1時間2回以内の子宮収縮に伴う痛み）<br>・陣痛 | ・月経困難症<br>・子宮内膜症，腺筋症<br>・卵巣腫瘍茎捻転，出血<br>・卵巣腫瘍破裂<br>・PID〜FHCS<br>・子宮内膜炎<br>・子宮頸管炎<br>・悪性腫瘍（子宮頸がん，子宮体がん，卵巣がん，腟がんなど）<br>・子宮筋腫捻転，出血 | ・切迫早産（およびそれを誘発するすべての原因疾患：膀胱炎，腎盂腎炎，気道感染症，腸炎，頸管炎，PIDなど）<br>・子宮破裂<br>・常位胎盤早期剥離<br>・異所性妊娠破裂<br>・急性妊娠性脂肪肝，肝炎 |
| 非産婦人科疾患 | 便秘症，機能性腸症候群（一部の軽症過敏性腸炎や神経性胃炎を含む），食べすぎ，薬物内服に伴うもの（鉄剤やSSRI，一部の抗生物質などが多い）など | | 胃腸炎（憩室炎，虫垂炎，感染性腸炎，消化性潰瘍〜出血〜穿孔，過敏性腸炎，炎症性腸疾患など），腸閉塞，消化管穿孔，膵炎，腎盂腎炎，尿路結石，尿閉に伴う膀胱の痛み，腹腔内動静脈血栓症，胆道感染症，胆石症，腹腔内悪性腫瘍，心筋梗塞，帯状疱疹など | |

SSRI：selective serotonin reuptake inhibitors（選択的セロトニン再取り込み阻害薬），PID：pelvic inflammatory disease（骨盤内炎症性疾患），FHCS：Fitz-Hugh-Curtis症候群

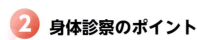
## 身体診察のポイント

　腹痛を訴える女性を診察する際の産婦人科疾患を想定した一般的なポイントを示す．

- **バイタルサイン**：ショックの有無の評価．発熱→感染症，呼吸数増加→アシドーシスなど一般的な急性腹症に準じた評価を
- **眼瞼結膜貧血の有無**：腹腔内への出血，異所性妊娠などを想定する場合
- **乳輪の色素沈着，乳房や乳腺組織の発達**：妊娠を疑う場合
- **腹部所見**：通常の腹部所見と同じく腸蠕動音，膨満の有無，腹壁の固さ，腫瘤の有無，圧痛の有無と部位，腹膜刺激所見の有無に加え，必要であればMurphy signなど特異的な腹部所見をとる

- **骨盤内の腫瘤性病変によって生じる変化の有無**：下肢の浮腫，水腎症を示唆する所見としての椎骨肋骨角の叩打痛，外陰部の浮腫や表在静脈の怒張，鼠径リンパ節の腫脹や圧痛

## 1）婦人科診察

冒頭に述べたように，**女性の腹痛で少しでも婦人科疾患の可能性がある場合は婦人科診察を省略してはならない！** 以下，簡単に診察のしかたとポイントを述べる（詳細は第3部-3を参照）．

▶**外陰部**：先ほども述べたように骨盤内の循環状態を反映する外陰部の浮腫や静脈の怒張を確認する．また子宮脱や膀胱脱の有無を観察する．Bartholin腺の腫脹も確認する．ドメスティック・バイオレンスの可能性がある場合には外傷や外傷の跡がないか観察する．

▶**腟，子宮**：腟前庭の粘膜を観察しながら，腟鏡を腟内へと挿入し腟後円蓋まで到達したらやや手前に抜きながら先端を開いて子宮頸部を露出させる．後円蓋に腟分泌物の貯留がないか確認し，子宮頸部粘膜の性状と頸部からの分泌物の有無を確認する．その後腟鏡を左右に回し引き抜きながら腟壁全周の観察を行う．**腟鏡を抜く際は腟鏡の羽根を閉じる際に腟粘膜や小陰唇，陰毛を挟んでしまうことがあるので完全には閉じないままで抜くとよい．**

▶内診を行う際は利き手の第2・3指をゆっくり腟内に挿入し，腟壁の腫瘤の有無や弾力を確認する．腟壁の腫瘤は腫瘤として触知せず，腟壁の弾力が消失して固くなっただけのように感じることもあるので注意する．子宮頸部を同定したら子宮頸部の可動痛の有無，可動性の程度を確認する．残った手を下腹部に当てて双手診で子宮のサイズ・位置・圧痛の有無を確認する．なお，子宮頸部可動痛は典型的には腹膜刺激症状と同じで，身体が逃げる程の強い痛みであるため，腟鏡を挿入したり内診する指を挿入しただけで再現できるものであることを強調しておく（「何となく痛がる」ものではない）．

## おわりに

　女性の腹痛を診る際に，正常と異常を見極めるのは難しいと感じるかもしれないが，許される範囲で十分に時間をとって病歴をとることが大切である．女性特有の痛みの訴え方があり，特に正常な範囲の痛みは何度も遭遇することになるだろう．しっかりと話を聞き，「ああ，以前も同じような表現を使っていた人がいたな」と思い出せる頃にはきっとあなたは女性の腹痛診療の達人になっている．

● 文献

1) 産婦人科外来問診票（日本産婦人科医会）：http://www.jaog.or.jp/sep2012/JAPANESE/jigyo/TAISAKU/KARUTE_PDF/PDF/typeA/A-(03).pdf
2) 働く女性の身体と心を考える委員会（座長 坂元正一）：月経痛．「働く女性の健康に関する実態調査結果 働く女性の身体と心を考える委員会報告書」（女性労働協会），pp.21-22, 2004

**第1部** 女性の腹痛に，もう困らない！

# 4 緊急性のある腹痛を見逃さない

伊達岡 要，飯塚 崇，吉岡哲也

- ☑ 超緊急な状態を念頭に診断，処置を進める
- ☑ 経腹エコー検査（FAST＋Pの確認）が緊急性を要する疾患の鑑別に有用である
- ☑ 月経周期，妊娠週数を参考に鑑別診断を進める
- ☑ 妊娠中も産科以外の疾患を忘れない

　産婦人科疾患が疑われる患者の対応に苦手意識をもっている方は多いのではないだろうか？　実際，特に妊婦や性器出血のある患者が腹痛で来院すると，大した診察や処置もなされないまま産婦人科医の診察を待つ，といったことが見受けられる．しかし，これらの患者のなかには一刻を争う緊急性のある患者がいるかもしれない．そういった患者をできるだけ早く認識し，処置できるかどうかがその患者の予後を大きく左右する場合がある．本稿では研修医，非産婦人科医が緊急性のある産婦人科疾患を意識して腹痛の対処ができるように，実際の診療の流れに沿ってアドバイスをしたい．

## 1 超緊急な状態を想定し，処置を開始する

　腹痛を呈する妊娠女性で超緊急となりうる代表的な産婦人科疾患は，「異所性妊娠（の破裂）」「子宮破裂」「常位胎盤早期剥離」「HELLP症候群」である．このうち激しい症状を示さない場合のある「異所性妊娠」と「（腹部外傷による）常位胎盤早期剥離」「HELLP症候群」が見逃されやすい．基本的に，「フローチャートで診る！　女性の急性腹症」（第1部-2）を参考に病歴聴取と身体診察を進めるわけだが，まずはこれらの疾患を想定し診察を進める必要がある．激しい腹痛，不安定なバイタルサインがある場合には，病歴聴取，身体診察を進めると同時に，採血や画像検査と細胞外液によるルート確保・輸液を進めることも必要である．産婦人科疾患による緊急性のある腹痛は特に出血性ショックを伴うことが多く，播種性血管内凝固症候群（DIC）を起こしうることを意識するべきである．

## 2 FAST ＋ P（pregnancy）を施行する

　このような状況で一助となるのが，非産婦人科医でも施行しやすく，即座に使える経腹エコー検査である．FAST（focused assessment with sonography for trauma）の要領で，特にMorrison窩（肝腎境界），脾周囲，Douglas窩にEFS（echo free space）が見られれば腹腔内出血を疑う．異所性妊娠や卵巣出血など腹腔内出血を生じる病態でも，活動性の出血がなければ待機的手術もしくは保存的治療が可能なこともある．しかし，肝臓周囲，脾周囲にまで腹腔内出血が来ている場合は通常緊急手術となる（）．

　FASTの際にはDouglas窩を見るついでに子宮内も見て**P（pregnancy：妊娠）**の確認も行う．エコー検査で妊娠を否定することはできないが，尿検査の前に妊娠が判明したり，妊娠がわかっている場合にも超緊急な**子宮破裂**（図2）や**常位胎盤早期剥離**が即座に診断できたりす

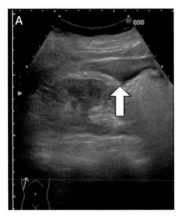 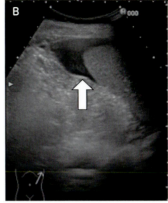

**図1** FASTでわかる腹腔内出血

肝腎境界（A）・脾周囲（B）にEFSを認め腹腔内出血が疑われた．
文献1より転載

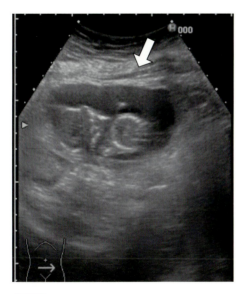

**図2** 子宮破裂の1例

子宮内に胎児を認めたが，正常な子宮筋層を同定できなかった．救急部の医師が迅速にエコーをあて，産婦人科医にコンサルトしたため救命できた症例であった[1]．
文献1より転載

ることがある．

<知っておくと便利な経腹エコー検査で観察できる子宮内の5項目>
羊水量以外は比較的簡単に判断できる．
- **胎児の生存**：心拍を見る．110回/分以上あるのが通常で，少なくとも心臓が動いていれば生存していると言える
- **胎児の数**：未受診の女性など，知らずに双胎であることがある
- **胎児の向き**：頭が上（骨盤位）か，下（頭位）かだけでも有用な情報
- **胎盤の位置**：性器出血時の前置胎盤の鑑別に有用
- **羊水量**：破水や子宮破裂の診断の補助となる

以上の手順から超緊急の状況が予測されるときには，
① 十分な輸液を行って，バイタルの安定化を図り，
② 輸血前検査（血液型，交差血，感染症）をオーダーし，静脈路を太いゲージ（20 G以上）で確保し，
③ 緊急手術に備え，最終飲食・アレルギーの有無を確認しておく．

## ❸ 妊娠の有無に応じて対処する

　妊娠が否定された場合，図3をイメージして月経周期も参考にしながら鑑別診断を進める．このなかで緊急手術の可能性があるのは，**卵巣出血**（黄体出血含む）と**卵巣腫瘍茎捻転**である．それぞれ**腹腔内出血**，**卵巣腫大**（膀胱以外の囊胞性病変など）の所見があれば積極的に疑い，すみやかに産婦人科医にコンサルトする．他疾患との鑑別も必要なため，バイタルサインが安定していれば造影CTを行ったうえでコンサルトしてもよい．

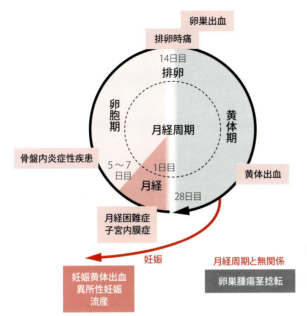

**図3** 月経周期と各婦人科疾患の好発時期

卵巣出血，黄体出血，卵巣腫瘍茎捻転では緊急手術の可能性がある．

## ココがピットフォール

### 卵巣過剰刺激症候群（OHSS）

　腹腔内にEFSがあっても腹腔内出血とは限らない．**不妊治療中の患者**が腹痛を訴えてきた場合には緊急性を要する疾患としてOHSS（ovarian hyperstimulation syndrome）も鑑別の1つとしてあげておきたい．排卵誘発薬により高値になった卵巣ホルモンで血管透過性が亢進し，**腹水・胸水の貯留**がEFSとして認められる．代表的な症状は，**腹痛・嘔気・急激な体重増加・尿量減少**で，検査所見では血液濃縮を反映して**ヘマトクリット値・白血球数の上昇**を認める．治療は輸液による血液濃縮と血液循環の改善だが，強烈な血管内脱水・血栓症により重症化する例もあり，アルブミンの投与やドパミンの持続投与が必要となる場合もある．

##  妊娠していれば週数に応じて対処する

　妊娠している，もしくは妊娠反応陽性の場合には妊娠週数を確認あるいは推定して，図4のように妊娠週数と緊急度の軸を参考に鑑別診断を進める．妊娠週数は産科外来通院中の患者であれば本人か母子手帳から確認すればよい．わからない場合には最終月経とエコー所見あるいは子宮底の高さから推定できる．見た目だけでは患者さんの体型によっては判断が難しいため，図5のように触診で子宮底を確認する．この時点で正確な妊娠週数は不要で，<u>エコーで胎児が見えない（7週未満），あるいは子宮が恥骨上に触れないか触れるくらい（12週くらい）なら妊娠初期</u>，

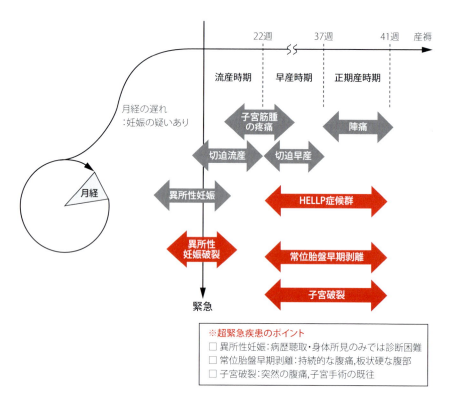

**図4** 妊娠中に腹痛を起こす産婦人科疾患の好発時期と緊急度

子宮底が臍より上に触れるなら約20週以降（妊娠後半）程度と思えば十分である．

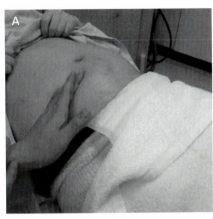
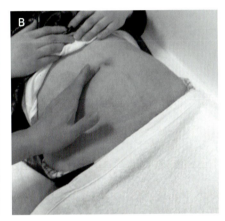
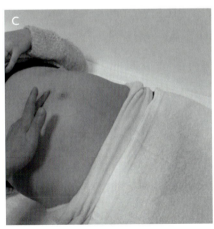
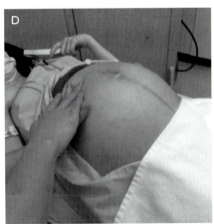

**図5　子宮底の位置と妊娠週数の目安**
A）妊娠15週：子宮底は臍より下の位置に触れる．
B）妊娠21週：子宮底は臍程度の高さで触れる．
C）妊娠25週：子宮底は臍より2横指ほど上方に触れる．
D）妊娠36週：子宮底は肋骨弓に近い高さで触れる．

## 1）妊娠前半（20週未満）

　特に注意が必要なのは**異所性妊娠**である．妊娠反応が陽性であるのにエコー検査で子宮腔内に胎嚢が確認されなければ積極的に疑い，すみやかに産婦人科医にコンサルトする．性器出血を伴う場合もあり，この場合には**完全流産・不全流産**との鑑別も必要である．絨毛性疾患との鑑別も必要となるため子宮からの排出物があれば病理検査に出せるように回収しておく．

　また腹痛患者の子宮腔内に胎嚢・胎児を認めれば**進行流産**や**切迫流産**の可能性がある．流産予防に有効な治療や管理はないという点ではこれらに緊急性はないが，判断は慎重にされなければならず，慣習的に止血薬や子宮収縮抑制薬の投与，安静管理が行われているため，疑われたときにはその場で産婦人科医へコンサルトする必要がある．

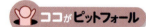

### 異所性妊娠

　エコー検査で子宮内に胎嚢が見えると思って，安易に異所性妊娠を否定してはいけない．胎嚢ではなく，異所性妊娠時に子宮腔内の液体貯留が胎嚢のように見える**偽胎嚢**であるかもしれない．また，それが胎嚢であっても**子宮内外同時妊娠**という場合もある．通常きわめて稀だが，生殖補助技術（assisted reproductive technology：ART）を用いた場合には発生率は1/100例という報告[2]もあり，念頭においておきたい．

　逆に，妊娠反応陽性で子宮内に胎嚢が見えない場合は前述のように積極的に異所性妊娠を疑うが，妊娠初期は正常妊娠でも特に経腹エコー検査では胎嚢が見えないことが多いことも意識しておきたい．

## 2）妊娠後半（20週以降）

　超緊急なのは**常位胎盤早期剥離**と**子宮破裂**で，疑えばすぐに産婦人科医へコンサルトする必要がある．常位胎盤早期剥離は，典型的には性器出血を伴う腹痛を呈するが，腹痛は軽度の痛みから激痛まで程度はさまざまである．また外傷による常位胎盤早期剥離の場合，腹痛だけで外出

血を伴わないことがある．エコー検査で診断できる場合もあるが，感度が高くなく必ずしも否定できない．この場合，胎児心拍数モニタリングで経過観察を行い，胎児機能不全のモニター所見から診断に結びつく場合がある．子宮破裂は突然の腹痛と出血性ショックを呈する．子宮手術の既往（帝王切開や筋腫核出術）があることがほとんどで，エコー検査で腹腔内出血，胎児の異常な位置などの所見から診断される．

　その他，すみやかに産婦人科医にコンサルトすべきものとして**切迫早産**と**HELLP症候群**がある．切迫早産は性器出血を伴うこともあるが，腹痛に間欠期があることが常位胎盤早期剥離と異なる．このとき注意すべきは「自施設にNICUを有しているか」という点である．なければ原則**34週未満**の妊婦はNICUのある施設への搬送が必要で，万が一自施設で出産に至った場合は新生児をNICU施設に救急搬送するための手配が必要となる．

　妊娠中に右上腹部〜心窩部の痛みを訴える場合，**HELLP症候群**を疑ってLDH，ビリルビンの上昇〔溶血（**H**emolysis）〕，肝逸脱酵素の上昇（**E**levated **L**iver enzyme），血小板低下（**L**ow **P**latelet）を採血で確認する．HELLP症候群では，比較的急性の右上腹部〜心窩部の痛みを訴え，重症の妊娠高血圧症候群を伴うことが多いが，高血圧やタンパク尿を認めない場合もある．

## 5 産科領域以外の疾患ではないか考え直す

　妊娠中であっても非妊娠時と同じ鑑別疾患を忘れてはならない．妊娠中に腹痛を起こす比較的頻度の高い疾患について**図6**にまとめた．

　**虫垂炎，胆嚢炎，腸閉塞，卵巣腫瘍茎捻転**は妊娠中に手術を必要とする非産科的疾患として代表的なものである．虫垂炎については妊娠子宮の影響で，疼痛が右上腹部であったり，腹膜刺激症状が出にくかったりと診断が難しく注意を要する．CT，場合によってはMRIによる検索が必要となる．妊娠後半では虫垂の破裂や腹膜炎がより起こりやすくなり，

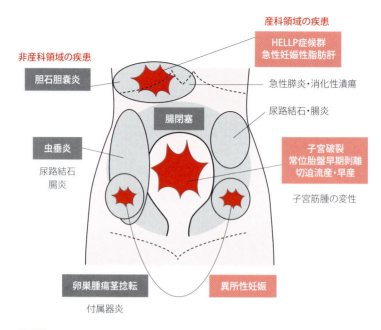

**図6** 妊娠中に急性腹症を起こす代表的な疾患と腹痛の部位
■部分は産科疾患，■部分は非産科疾患を示す．

腹膜炎になると陣痛が誘発され流早産率が上昇するので早期の診断が重要である．

##  おわりに

　非産婦人科医による対応について述べてきたが，緊急性を要しない場合も産婦人科医を呼ばなければならないのが多くの現場での実情であろう．しかし，米国では妊娠していない女性はもちろんのこと，妊娠20週未満の女性が腹痛で来院すれば，救急医が診察するのが通常である．日本でも産婦人科医と協力し，ある程度の研修を受ければこのような診療が可能となり，産科医療危機を少しでも解消できるかもしれない．多く

の方がこのことを意識して，産婦人科疾患が疑われる場合でも対応できるようになることを期待したい．

● 文献

1) 伊達岡 要 ほか：救急医との連携により救命した単頸双角子宮妊娠13週子宮破裂の1例．石川県産婦人科学会雑誌, 2：10-16, 2012
2) Tal, J., et al.：Heterotopic pregnancy after ovulation induction and assisted reproductive technologies: a literature review from 1971 to 1993. Fertil Steril, 66：1-12, 1996
3)「産婦人科研修の必修知識2011」（日本産科婦人科学会/編），2011
4) Dietrich, C. S., et al.：Surgical diseases presenting in pregnancy. Surg Clin North Am, 88：7-8, 2008
5) American Academy of Family Physicians. Advanced life Support in Obstetrics（ALSO®）Course Syllabus.
    → 2日間の産科救急講習会のテキスト．ALSO（Advanced Life Support in Obstetrics）：医師やその他の医療プロバイダーが，周産期救急全般に効果的に対処できる知識や能力を形成・維持するための2日教育コース．BLSO（Basic Life Support in Obstetrics）：主に分娩施設外における周産期のより切迫した内容へ対応するための基本的な1日間トレーニングコース．http://www.oppic.net/を参照．

第1部 女性の腹痛に，もう困らない！

# 5 画像検査ではここを診よう！
## 産婦人科疾患の画像と実際

笹野智之，松本有里，熊澤恵一，馬淵誠士

- ☑ 女性をみたら妊娠を疑う
- ☑ まず経腹・経腟エコーなどの非侵襲的な検査から行う
- ☑ 生命にかかわるような緊急時はCT検査も迷わない
- ☑ 迷ったら産婦人科にコンサルト

産婦人科領域には腹痛をきたすいくつかの救急疾患があり，異所性妊娠，卵巣出血，卵巣腫瘍茎捻転・破裂，子宮筋腫変性・捻転，骨盤内炎症性疾患（pelvic inflammatory disease：PID），Fitz-Hugh-Curtis症候群，妊娠合併他領域疾患などがあげられる．女性患者が腹痛で救急外来を受診した際は，妊婦や授乳婦にかかわらず，まず通常通りその主訴に基づいて病歴聴取，身体所見をとっていく．次に鑑別疾患をあげるうえで，妊娠しているか否かが重要となる．病歴聴取だけでは妊娠を完全に否定できない場合は，妊娠反応検査をオファーすることも必要である．画像検査法としては，簡便性，妊娠の有無，低侵襲性の観点から本邦では**エコー検査が第一選択**として行われることが多い．本稿では実際の症例を呈示し，エコー検査とCT検査についてその読影ポイントを解説し

| 表 女性の急性腹症（産婦人科疾患） | | |
|---|---|---|
| 妊娠性 | 異所性妊娠 | →症例① |
| | 切迫流・早産 | |
| | 常位胎盤早期剝離 | |
| | HELLP症候群 | |
| | 子宮破裂 | |
| | 子宮内感染 | |
| 非妊娠性 | 卵巣出血（卵胞出血, 黄体出血） | →症例② |
| | 卵巣腫瘍（茎捻転・破裂） | →症例③, ④ |
| | 子宮筋腫（捻転・変性） | |
| | 骨盤内感染症※（炎症・膿瘍） | →症例⑤ |
| | 子宮内膜症 | |
| | 月経痛 | |
| | 卵巣過剰刺激症候群 | →症例⑥ |

※骨盤内炎症性疾患とも言う.

ていく．

　産婦人科の救急疾患はおおむね**表**のように分類される．今回はこれらのなかから，6疾患をとり上げ，解説する．

# 1 症例①：異所性妊娠

### 症例①

22歳，女性，0経妊0経産
**月経歴**：月経周期は不整．最終月経開始から65日目．
**性交渉歴**：あり
**病歴**：数日前からの不正性器出血と，当日から増悪する右下腹部の激痛を主訴に，救命救急科を受診した．
**血液検査**：WBC 11,800/μL，CRP 0.20 mg/dL，Hb 7.3 g/dL

## 1) 初期対応

❶ まずはバイタルチェックを行う．特に出血が多い状態では，頻脈になることがあるのを見逃さない．また無月経であり，妊娠反応の確認が必要である（❸参照）．
　→血圧110/70 mmHg，脈拍110回/分と頻脈であり，急いで次のステップに移る．輸血準備も含めた採血検査と同時に，点滴ルートを確保し，細胞外液を全開で滴下しながら身体所見をとる．

❷ 経腹または経腟エコー検査をする．腹腔内出血，子宮内腔，可能であれば付属器形態異常の評価を行う．経腟エコー検査は，可能な限り産婦人科医にコンサルトし行ってもらう．バイタルが不安定なときに，内診台に移ることにより血圧低下を認めることがあるため，状況に応じベッド上での経腟エコー検査を考慮する．

❸ 妊娠反応検査を行う（→症例の結果は陽性）．最終月経起算の週数を確認する（→妊娠9週2日）．

画像検査結果を**図1A**に示す．

## 2) 画像診断のポイント

### ❶ エコー検査

#### ● 経腹エコー検査

　まずはMorrison窩（肝腎境界），脾下面，Douglas窩のEFS（echo free space）を確認し，腹腔内出血量の評価を行うことが重要である．異所性妊娠破裂の症例では，肝・脾周囲までEFSを認める場合がある．Douglas窩のEFSの確認とともに，子宮と卵巣を同定する．経腹エコー検査による内性器の観察は，膀胱内に尿が貯留していることで容易になる．通常，卵巣は子宮の両背側に存在する．卵巣は2〜3 cmと小さいサイズであり，腹壁の脂肪や消化管ガスの影響などにより，観察困難な場合がある．異所性妊娠の場合，着床部位に一致して，付属器領域や腹腔内の血腫，子宮頸管内血腫などを認めることがある．

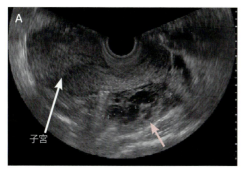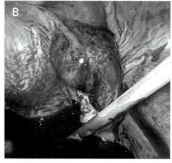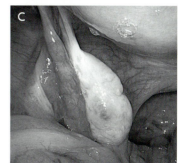

**図1** 症例①のエコー像と腹腔鏡像
A) 経腟エコー像：子宮背側右側寄りに高エコー，低エコー領域が混在する腫瘤（→）を認め，卵管妊娠部と考えられる．
B) 術中所見（腹腔鏡像）：右卵管膨大部妊娠．Douglas窩に出血貯留を認める．
C) 正常の左卵管，左卵巣（腹腔鏡像，別症例）．
巻頭カラー2参照

### ● 経腟エコー検査

　婦人科臓器に近い位置から観察できるため，経腹エコーに比較して，より鮮明かつ詳細な評価が可能となる．Douglas窩の液体貯留，子宮内腔にある胎嚢，子宮内膜肥厚，卵管などへの着床を疑う腫瘤像の有無に，注意を払いながら観察する．経腟エコー検査でも子宮外胎嚢像や胎芽像が確認できる例は，それほど多くはない．このため，**妊娠反応が陽性にもかかわらず子宮内腔に胎嚢が存在しない場合**は，積極的に異所性妊娠を疑うべきである．

### ❷ CT検査

　通常CT検査を行うまでもなく，異所性妊娠を疑うことはできるが，急性腹症の原因精査の一環としてすでにCT検査がなされている場合は，これも診断材料として活用したい．亜急性期の血腫は，単純CT画像では通常の腹水に比較してやや高吸収を示す液体貯留として認められる．胎嚢

は血流の豊富な絨毛膜に囲まれている．このため造影剤投与により，早期相からリング状に増強される厚い壁をもつ嚢胞として強く描出される．妊娠に伴い，脱落膜化による子宮内膜の肥厚を認めることがある[1]．

- **鑑別**：卵巣出血，卵巣腫瘍破裂など（妊娠反応陰性のとき）
- **診断**：右卵管膨大部妊娠
- **治療経過**：緊急で腹腔鏡下右卵管切除術を行った（**図1B**）．

### 3）本症例のポイント

- 妊娠反応陽性であれば，病歴から異所性妊娠の可能性が最も高い．迅速にバイタルの確認と補正・腹腔内出血量の評価を行い，すみやかに産婦人科医にコンサルトすることが望ましい．
- 妊娠反応検査で検出する尿中のhCG（human chorionic gonadotropin：ヒト絨毛性ゴナドトロピン）は，妊娠4週0日を過ぎると陽性を示す．
- 異所性妊娠のリスクファクター：異所性妊娠既往，子宮・卵管手術既往，ART（assisted reproductive technology：生殖補助技術）既往，女性器感染，喫煙など[2]．

##  症例②：卵巣出血

**症例②**

24歳，女性，1経妊0経産（1回人工妊娠中絶）
**月経歴**：月経周期は整．最終月経開始から22日目．
**病歴**：性交渉後しばらくしてから下腹部痛が出現し，午前1時に近医を受診した．対症療法により症状はやや軽快したため，原因が特定できないまま自宅で経過観察していた．その後下腹部痛が増悪し，同日夕方に同院を再受診した．腹腔内出血が疑われたため，当院救命救急科に搬送された．
**現症**：血圧100/60 mmHg，脈拍82回/分，体温37.2 ℃．

腹部はやや膨満，比較的軟，圧痛軽度あり，反跳痛あり．
**妊娠反応検査**：陰性
**血液検査**：WBC 16,200/μL，CRP 0.25 mg/dL，Hb 11.2 g/dL

画像検査結果を図2に示す．

## 1）初期対応

症例①と同様な対応をとる．今回は**妊娠反応が陰性であり，性交渉後，また月経周期中期以降**であることを考慮すると，卵巣出血の可能性が高い．念のため，出血量の評価・出血源の精査目的に造影CT検査を行ったところ，活動性の出血部位は認めなかった．

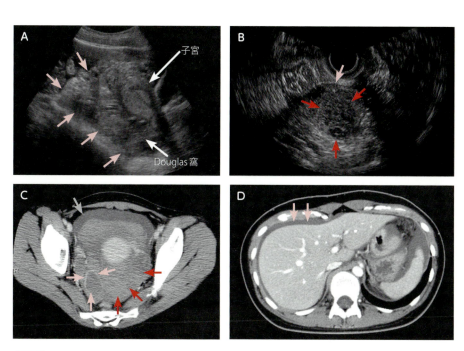

**図2 症例②のエコーおよびCT画像**
A）経腹エコー像（矢状断）：子宮周囲，Douglas窩に血腫と思われる高エコー領域を認める（→）．
B）経腟エコー像：やや腫大した右卵巣（→）内に出血性黄体嚢胞（→）を認める．
C）腹部造影CT画像：右卵巣領域に黄体嚢胞壁を反映する造影効果を伴うリング状構造物を認める（→）．膀胱子宮窩（→），Douglas窩（→）に淡い高吸収域を認め，出血成分と思われる．
D）腹部造影CT画像：肝前面にも淡い高吸収域を認め（→），出血成分と考えられる．

## 2）画像診断のポイント

### ❶ エコー検査

出血源を同定する．卵巣の左右どちらに由来しているかを判断する（図2A, B）．低エコー領域や隔壁様構造などの不均一な内部エコーを示す付属器腫瘤や腹水貯留など，エコー像は多彩であり，それのみでの確定診断は難しいことが多い．

### ❷ CT検査

卵巣出血の単純CT画像では，囊胞周囲を中心に血性腹水を示す高吸収を呈する液体が貯留し，その内部に相対的に低吸収を示す囊胞を認める．造影CT画像では，黄体囊胞壁は著明な造影効果を呈し（図2C），囊胞自体は緊満性が低下し虚脱した形状を示すこともある．

- 鑑別：異所性妊娠，卵巣腫瘍（内膜症性囊胞など）の破裂
- 診断：右黄体囊胞出血（右卵巣出血）
- 治療経過：保存的治療．経時的に測定したHbは，9.5 g/dLまでの低下にとどまった．幸い手術を要することなく，退院した．

## 3）本症例のポイント

- 本症例のように規則的な月経を有する場合は，妊娠の可能性は否定的かもしれない．しかし本人が異所性妊娠による性器出血を月経と勘違いしている症例もあるため，妊娠の否定は慎重に行う．

> **❗ ココがポイント**
>
> **卵巣出血について**
>
> 卵巣出血には卵胞出血と出血性黄体囊胞からの出血があり，後者の頻度が高い（70〜80％）[3]．卵胞出血は排卵に伴う断裂血管からの出血であり，性交渉を誘因として発症する場合が多い．出血性黄体囊胞は卵胞出血による血液が黄体内に貯留して血腫を形成し囊胞化したものであり，これが破綻して腹腔内に出血をきたす．その発症は最終月経から3週間後の黄体中期に多くみられ，その理由はこの時期に新生血管の増生が活発なためである．卵巣出血は腹膜刺激症状を伴った急激な腹痛が特徴であり，出血量は

比較的少ない場合が多い（多くが500 mL以下）とされるが，大量の出血によりショック状態に至ることもあり注意を有する．

## ③ 症例③：卵巣腫瘍（成熟嚢胞性奇形腫）の破裂

**症例③**

32歳，女性，0経妊0経産
**月経歴**：月経周期は整．最終月経開始から6日目．
**性交渉歴**：ここ数年間はない．
**病歴**：半年前から，月経に無関係な下腹部の鈍痛を自覚していた．受診日の朝，今までにない強い下腹部痛が突然出現した．自宅で鎮痛薬を頓服し経過観察していたが，症状は改善せず，救命救急科を受診した．
**現症**：血圧124/80 mmHg，脈拍86回/分，体温37.8 ℃．
顔面は苦悶状，下腹部はやや膨満，正中を中心に圧痛・反跳痛あり．
**血液検査**：WBC 20,500/μL，CRP 21.36 mg/dL，Hb 11.6 g/dL

画像検査結果を**図3**に示す．

### 1）初期対応

　鎮痛薬を内服しても改善しない下腹部痛であり，月経との関連性も不明瞭であることから，緊急性を十分に考慮する．症例①と同様に，基本的な病歴聴取，身体所見をとった後でエコー検査やCT検査を行う．

### 2）画像診断のポイント

#### ❶ エコー検査

　成熟嚢胞性奇形腫では子宮の近傍に円形腫瘤を認め，腫瘍内部は脂肪，毛髪，歯牙，骨などを反映してさまざまなエコー像を呈することがある（**図3A**）．石灰化輝度のエコー像がなく，びまん性高エコー像のみを呈するとき，周囲の腸管ガスなどの背景に混じり見逃すことも少なくはな

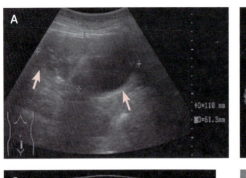
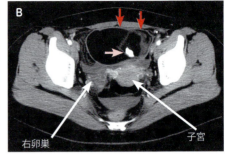
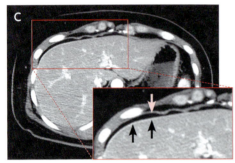
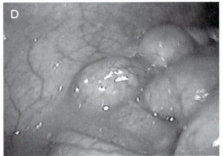

### 図3 症例③のエコーおよびCT画像と腹腔鏡像

A) 経腹エコー像(矢状断):低エコー部は脂肪成分を,高エコー部は毛髪や石灰化などを反映する.また本症例のように多房性であることもあり,その場合は房ごとにエコー輝度が異なることが多い(→).
B) 腹部造影CT画像:骨盤内の子宮腹側に径100×87×55 mm大の隔壁のある腫瘤性病変を認める.嚢胞内辺縁のたわみ,たるみを認め(→),破裂を示唆する.腫瘤は大部分が脂肪成分であり,内部に石灰化成分を伴っている(→).
C) 腹部造影CT画像:動脈相で肝表面前面に被膜上の強い造影効果を認め(→),炎症性変化を示唆する.肝前面には低吸収域を認めるが(→),CT値より空気ではなく脂肪であると考えられる.
D) 術中所見(腹腔鏡像):腹腔内に黄白色液体の貯留を認め,脂肪成分の流出を示唆する.巻頭カラー3参照

い.破裂を疑う場合は,Douglas窩の液体貯留や腫瘤辺縁の変形を確認する.

### ❷ CT検査

嚢胞破裂所見として,**嚢腫の緊満感の欠如,辺縁のたわみ・たるみ,嚢胞壁の菲薄化や断裂**などがあげられる(**図3B**).破裂により腹膜炎を生じ,腸間膜脂肪織炎を伴うと,CT画像では粗い高吸収域を示す"dirty fat sign"を呈する．腹膜炎のため，囊腫壁が肥厚し増強されることがある．腹腔内に散らばる脂肪や，脂肪と腹水の液面形成を認めることがある．CT画像のウインドウ幅を広げ，横隔膜下を含めた広い範囲で丁寧に脂肪の有無を確認する[1]（図3C）．

- **鑑別**：内膜症性囊胞破裂，急性腹膜炎を起こす他領域疾患
- **診断**：左卵巣腫瘍（成熟囊胞性奇形腫）の破裂
- **治療経過**：下腹部小切開法により左卵巣腫瘍摘出後，同切開部位から腹腔鏡下に腹腔内を観察した（図3D）．虫垂を含めた消化管には異常がなかった．大量の生理食塩水で腹腔内を洗浄し，可及的に腫瘍内容物を除去した．

### 3）本症例のポイント

- 成熟囊胞性奇形腫の破裂では脂肪や膿液・消化酵素流出のため，また内膜症性囊胞の破裂では血液流出のため，化学性腹膜炎（chemical peritonitis）をきたし強い腹痛を伴うことが多い[1]．
- 急性腹膜炎を生じている場合，特に虫垂炎の破裂などの消化管炎症性疾患との鑑別があがる．だが本症例のように骨盤内を占拠し，CT画像で低吸収を示す領域の中に石灰病変を伴う腫瘤は，成熟囊胞性奇形腫の可能性が高い．脂肪を反映するCT値を示す腹腔内の液体貯留を認めるとき，破裂による急性腹膜炎と考えるのが一元的であろう．

## 4 症例④：卵巣腫瘍茎捻転

**症例④**

28歳，女性，0経妊0経産
**月経歴**：月経周期は整．最終月経開始から10日目．
**性交渉歴**：なし
**病歴**：下腹部痛を主訴に近医を受診したが，便秘と診断され自宅で経過観察し

ていた．2日後も下腹部痛は改善しなかったため，救命救急科を受診した．

**現症**：血圧110/60 mmHg，脈拍80回/分，体温37.2℃．

腹部は膨満で，やや軟．下腹部全体に軽度圧痛・反跳痛あり．

**血液検査**：WBC 11,300/μL，LDH 235 mg/dL，CRP 0.24 mg/dL

画像検査結果を**図4**に示す．

## 1）初期対応

腹膜炎にしては，発熱がなく炎症所見も乏しい．腹部所見も軽度であ

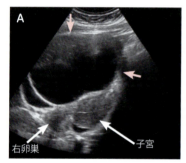
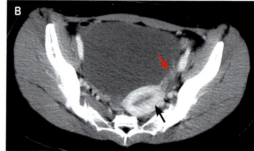
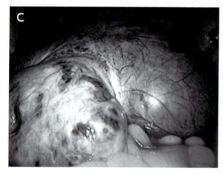
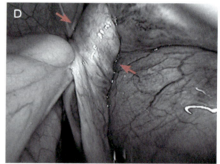

**図4　症例④のエコーおよびCT画像と腹腔鏡像**

A）経腹エコー像（横断像）：子宮の腹側に二房性の嚢胞性腫瘤を認める（➡）．右卵巣は正常大である．
B）腹部造影CT画像：子宮腹側に骨盤腔を占拠し，緊満感を有する巨大な腫瘤を認める．捻転による広間膜短縮のため，子宮は腫瘍側（左側）に偏位している（➡）．子宮左側に淡く造影される索状構造物を認め（➡），卵管やうっ滞した静脈などの血管構造を含む捻転した広間膜を示唆する．
C）術中所見（腹腔鏡像）：左卵巣腫瘍．腫瘍表面は青紫色に変色，一部出血しており，出血性梗塞，壊死変化を疑う．
D）術中所見（腹腔鏡像）：茎捻転部位（➡）．
巻頭カラー4参照

る．したがって，血管が詰まるような閉塞性病態の疾患を疑う．腹部が膨満していることから，まず利便性のある経腹エコー検査を行う．

## 2) 画像診断のポイント

### ❶ エコー検査

子宮の近傍に腫大した卵巣を認める（卵巣腫瘍の存在，図4A）．茎捻転に特異的なエコー所見はない．

### ❷ CT検査

- 腫瘍の一部の子宮方向への突出（protrusion）やそこに集中する血管（vascular pedicle），腫瘍表面の伸展した血管，腫瘍内血腫および造影効果の欠如は，卵巣腫瘍茎捻転に特徴的な所見とされ，出血性梗塞を示唆する[4]．ドップラーエコー検査やCT検査で，子宮広間膜内にねじれた血管が渦巻き状に確認（whirlpool sign）できることもある．
- 腫瘍は初期にはうっ血や浮腫のため，単純CT画像でやや高吸収を示す．壁は偏心性あるいは全周性に肥厚し，平滑なことが多い．非特異的所見として，捻転による子宮広間膜の短縮のための子宮患側偏位（図4B），患側の血管拡張，少量の腹水，脂肪組織浸潤像がある．梗塞に陥る前の卵巣腫瘍茎捻転では，ほとんどが非特異的所見のみで診断が困難である[4]．卵管や傍卵巣囊腫の捻転の報告もあり，患側卵巣が正常に確認できる場合には考慮する必要がある[1]．

- **鑑別**：子宮筋腫茎捻転（卵巣腫瘍のなかでも線維腫，莢膜細胞腫などは子宮筋腫に類似の硬度をもつことがある．CT画像で卵巣がはっきりと同定できない場合には，有茎性漿膜下子宮筋腫の茎捻転などとの鑑別が困難な場合がある）．
- **診断**：左卵巣腫瘍茎捻転
- **治療経過**：緊急で，腹腔鏡下左付属器切除術を行った（図4C, D）．

## 3) 本症例のポイント

- 卵巣腫瘍のうち，周囲との癒着が少ない表面整の平滑な腫瘍で，5〜10 cm大のものは捻転しやすい，と言われている．最も捻転しやすい

卵巣腫瘍の組織型は，成熟嚢胞性奇形腫である[1]．
- 捻転によりまず静脈がうっ滞するが，早期には動脈血流が保たれている．静脈閉塞により出血性梗塞をきたし，進行すると動脈血が障害され壊死に陥る．本症例では卵巣の壊死所見を認め，卵巣を温存することができなかったが，静脈性閉塞の程度であれば卵巣を温存できる可能性がある．鎮痛薬などで疼痛がコントロールできたとしても，特に未経産の女性の場合は早めに手術の準備を行いたい．

##  症例⑤：骨盤内膿瘍

**症例⑤**

28歳，女性，0経妊0経産
**月経歴**：月経周期は整．最終月経開始から10日目．
**性交渉歴**：あり
**病歴**：2週間前に下腹部痛と下痢が出現したが，2日程度で治まっていた．2日前から38℃の発熱と下腹部痛が出現し，救命救急科を受診した．
**現症**：血圧106/78 mmHg，脈拍86回/分，体温38.0℃．
腹部はやや硬，左下腹部中心に圧痛あり，反跳痛軽度あり．
**妊娠反応検査**：陰性
**血液検査**：WBC 17,800/μL，CRP 7.86 mg/dL

画像検査結果を**図5**に示す．

### 1）初期対応

急性腹膜炎を想起し，**消化器疾患も鑑別に含めた緊急造影CT検査**を行う．

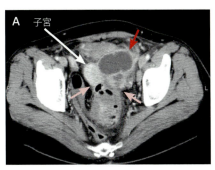
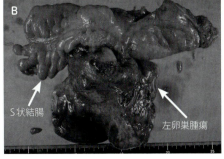

**図5** 症例⑤の腹部造影CT画像と摘出病理写真

A）腹部造影CT画像：子宮の左側に多房性の嚢胞性腫瘤を認め，辺縁が強い造影効果を伴う（⟶）．腫瘤はS状結腸に接して一塊となっており（⟶），S状結腸との炎症性癒着などを想起させる．
B）摘出病理写真：S状結腸と一塊となった左卵巣腫瘍．巻頭カラー5参照

## 2）画像診断のポイント

### ● CT検査

子宮に接する腫瘤の場合，付属器腫瘤を第一に想定する．第二に消化管由来の可能性も考え，周囲の消化管との連続性にも注意を払いたい（**図5A**）．

- **鑑別**：付属器（卵管・卵巣）膿瘍，S状結腸憩室炎や虫垂炎の穿孔・膿瘍など
- **診断**：S状結腸憩室炎の左卵巣腫瘍への穿通により生じた左卵巣膿瘍
- **治療経過**：左卵巣腫瘍を認め，左卵巣膿瘍の可能性を考えた．まず抗生物質で加療を行うも，臨床症状の改善を認めなかったため，手術を行った．開腹すると，黄白色の膿汁を排出する左付属器腫瘤を認めた．S状結腸と一塊となって，周囲と強固に癒着していた．開腹下左付属器切除術，S状結腸切除術および腸管端々吻合術を行った．病理診断によりS状結腸憩室炎の左卵巣（腫瘍）への穿通と確定した（**図5B**）．

## 3）本症例のポイント

- 骨盤内膿瘍は，婦人科疾患の場合，腟から子宮，卵管・卵巣へ上行性

に炎症が波及して起こることが多い．他領域疾患の場合，例えばS状結腸憩室炎や虫垂炎など，婦人科臓器と接する臓器からの炎症波及によって起こることがある．
- 骨盤内腫瘤を有する発熱患者に関しては，その腫瘤が膿瘍かどうか，また発熱の原因かどうかを判別することが困難な場合もある．それが膿瘍であった場合，その成因について再度病歴，画像所見を振り返って考察することが望ましい．

##  症例⑥：卵巣過剰刺激症候群（OHSS）

### 症例⑥

31歳，女性，1経妊0経産

**病歴**：原発性不妊症（乏精子症）に対して，近医で不妊治療が行われていた．排卵誘発および体外受精ののち胚移植後9日目に，高度の腹部膨満感，軽度の下腹部痛と呼吸苦が出現したため，当院に救急搬送された．

**現症**：血圧96/72 mmHg，脈拍84回/分，体温37.4℃，血中酸素飽和度97％，体重55 kg（非妊娠時より8 kg増加）．
腹部膨満あり，心雑音なし，肺野にラ音認めず．

**血液検査**：WBC 16,600/μL，Hb 16.0 g/dl，Ht 51.2％，PLT 43.4万/μL，Cre 0.7 mg/dL，TP 6.1 mg/dL，D-dimer 2.1 μg/dL

画像検査結果を図6に示す．

### 1）初期対応

**不妊治療歴のある女性の急性腹症**であることから，まず異所性妊娠や卵巣過剰刺激症候群を疑う．腹部膨満感や呼吸苦の主訴より，第一に卵巣過剰刺激症候群を疑う．腹水確認のため経腹エコー検査を行い，胸水確認のため胸部X線写真を撮影する．

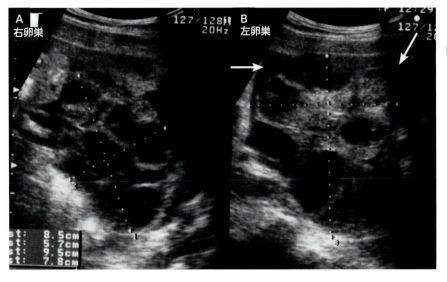

**図6** 経腹エコー像（矢状断）

腹水の貯留（⇨）と両側卵巣の多房性嚢胞性腫瘍を認める．

## 2) 画像診断のポイント

### ● エコー検査

　卵巣過剰刺激症候群は，腹水貯留と多房性嚢胞を伴う両側の卵巣腫大を認める（図6）．

　本症例では肝周囲までおよぶ腹水貯留が確認された．

- 鑑別：異所性妊娠，卵巣腫瘍破裂，卵巣腫瘍茎捻転，Meigs症候群，卵巣がんなど
- 診断：卵巣過剰刺激症候群
- 治療経過：循環血漿量増加，尿量確保，低蛋白血症改善のため，アルブミン輸液など行い一旦軽快するも症状は増悪した．そこで腹水穿刺で得られた約4Lの腹水を用い，濾過再静注法を行った．その後症状は改善し，入院27日目に退院した．妊娠36週に経腟分娩で健康児を得た．

### 3) 本症例のポイント

- 「不妊治療」という病歴が，診断において非常に重要な疾患である．卵巣過剰刺激症候群は排卵誘発により過剰に刺激された卵巣が腫大し，腹部膨満感・腹痛，悪心・嘔吐，下痢，呼吸障害などのさまざまな症状を呈する医原性の疾患である．主な病態は血管の透過性亢進にあり，重症化すると血栓症，腎不全，呼吸不全などの生命予後にかかわる合併症を併発することがある[5]（第1部-4参照）．
- 管理の原則は，①血管透過性亢進による血液濃縮や低蛋白血症，血清電解質バランス異常の是正，②尿量の確保，③血栓症予防，④腹水・胸水の増量防止である．多量の腹水を伴う乏尿持続症例では，腹水穿刺を行うことで，腹腔内圧の低下と腎血流の増加により尿量増加を期待できる．腹水除去による低蛋白血症がさらなる悪循環を形成することがあるため，本症例で行った濾過再静注法も選択肢の1つである．治療抵抗性の症例では，人工妊娠中絶も考慮する．また増大した卵巣の茎捻転，異所性妊娠破裂，疼痛や腹腔内出血を認める場合には外科的処置が必要となることがある[6]．

## おわりに

　産婦人科領域における腹痛を伴う救急疾患は多彩である．また多量の出血や激しい疼痛を伴い，緊急の対応を迫られる場合も少なくない．婦人科臓器は消化管などと同じ腹腔内に存在しているため，その確定診断はしばしば困難であり，患者が妊婦であった場合はさらに状況を複雑にする．治療のタイミングを逸しないためには，妊娠の有無にかかわらず，ベネフィットとリスクを天秤にかけながら，造影CT検査を含めた画像検査を適宜行っていく必要がある．一般救急外来において婦人科疾患が疑われる患者に遭遇した場合は，遠慮することなく産婦人科医へコンサルトを行うよう心掛けてほしい．

● 文献

1) 田村綾子:婦人科疾患.臨床画像, 24 (4):162-179, 2008
2) 「Williams obstetrics 24th Edition」(Cunningham, F., et al.), McGraw-Hill, 2014
3) 「産婦人科診療ガイドライン—婦人科外来編2014」(日本産科婦人科学会,日本産婦人科医会/編・監), 2014
4) 「ここまでわかる急性腹症のCT 第2版」(荒木 力/著),メディカル・サイエンス・インターナショナル, 2009
5) 「産婦人科研修の必修知識2015」(日本産科婦人科学会/編・監), 2015
6) 安藤一道 ほか:卵巣過剰刺激症候群(OHSS)のリスク因子と対策.日産婦誌, 52:97-100, 2000
7) 高良博明 ほか:婦人科・泌尿器科疾患による急性腹症.画像診断, 27 (3):346-354, 2007

**謝辞**

本稿の症例画像写真の一部は,大阪警察病院産婦人科部長,西尾幸浩先生のご厚意により使用させていただきました.この場をもって謝辞と代えさせていただきます.

第1部 女性の腹痛に，もう困らない！

# 6 こんな腹痛患者が来たら…
## 症例からわかる診断・治療のポイント

鳴本敬一郎，堀江典克，杉村　基

- ☑ 「女性の下腹部痛」における鑑別疾患に関連した詳細な病歴（月経周期との関連や痛みの性状）聴取と内診を含む診察が診断に重要である
- ☑ 「女性の下腹部痛」で押さえておきたい鑑別疾患として，異所性妊娠，虫垂炎，卵巣腫瘍茎捻転，PID（卵管卵巣膿瘍などの感染性炎症，卵巣腫瘍破裂による内容物リークからの化学性炎症）を念頭におく
- ☑ 内診・経腟エコー検査が可能かどうかによって管理方針を決定する

　女性の下腹部痛では頻度の高い疾患，あるいは見逃してはならない疾患を念頭においた詳細な病歴聴取と診察が必要になる．虫垂炎は虫垂破裂からの汎発性腹膜炎へ，PID（pelvic inflammatory disease：骨盤内炎症性疾患）は将来の異所性妊娠のリスク増加，不妊症，骨盤癒着，慢性骨盤痛，性交痛，卵管留膿症や卵管卵巣膿瘍といった合併症へ[1]，卵巣腫瘍茎捻転は付属器壊死による妊孕能の低下・喪失へ，異所性妊娠は腹腔内出血による致死的状態へつながりうるため，適切な診断と治療が重要となる．一般的には，内診を含む女性生殖器診察はコンサルトされ

た産婦人科医が行うが，産婦人科医のいない場所での診療で，そして内診を適切に行い所見を把握できるようにトレーニングされた医師であれば，内診によって有益な情報を得ることが可能である．

本稿では以下の5症例を通して，診断・治療へのアプローチとそのポイントを整理していく．その際，第1部-2で紹介されている「図2　女性の急性腹症の鑑別フローチャート」や第1部-4の「図3　月経周期と各婦人科疾患の好発時期」を参考にしてほしい．

# 1 下腹部痛と発熱を訴える27歳女性

### 症例❶

27歳女性，1経妊1経産（6年前帝王切開）．
**主訴**：下腹部痛と発熱．
**現病歴**：前日下腹部痛で起床．近医へ受診しブチルスコポラミン（ブスコパン®）を注射されるも効果なし．前日午後から39℃の発熱出現．痛みは下腹部正中が主だが，ときどき右下腹部も増強する．嘔気なし．痛みの移動なし．排尿時痛・頻尿・血尿・残尿感なし．排便正常，血便や下痢なし．異常帯下なし．不正性器出血なし．最終月経は3週間前，月経出血は5日間持続（月経周期は28日）．基礎体温はつけておらず，最後の性行為は5週間前（避妊なし，妊娠の可能性は否定している）．PIDや性行為感染症（STI）の既往なし．その他の既往歴なし．
服薬なし，喫煙なし，機会飲酒あり，薬物中毒なし．

「若い女性の腹痛をみたら妊娠を疑え！」という言葉通り，月経が周期通り来ていても，患者本人が妊娠を否定しても，**妊娠の可能性は常に考えておく必要がある**．「妊孕能のある女性の下腹部痛」で念頭におきたい疾患として異所性妊娠，PID，虫垂炎，卵巣腫瘍茎捻転などがあげられるが，この症例の場合，下腹部痛が始まって6～8時間以内の発熱出現から，①虫垂炎，②卵巣腫瘍〔機能性卵巣囊腫（卵胞囊腫，黄体囊腫，

黄体莢膜嚢胞）やチョコレート嚢胞〕の破裂による内容物リークからの化学性腹膜炎を含む PID を考慮しておきたい．もちろん消化器症状を伴うものであれば，炎症性腸疾患（IBD）や感染性腸炎なども鑑別に入れる．また，卵巣腫瘍（特に皮様嚢腫）を既往にもち，嘔気を伴う激痛であれば，卵巣腫瘍茎捻転を疑う．この症例では，病歴において，「下腹部痛」に加え「発熱」も主症状の1つであることから，「下腹部痛」が主となる異所性妊娠の可能性は低いと考えられる〔この症例では尿 hCG 定性反応陰性（25 mIU/mL 以下）であった〕．

臨床上鑑別が難しい虫垂炎と PID の病歴聴取におけるポイントをまとめた．

### ＜虫垂炎と PID の鑑別ポイント（病歴）＞

- ①疼痛場所の移動がなく，②腹痛が両側性であり，③嘔気・嘔吐がない，の3つを満たす場合は安全に PID から虫垂炎を区別し，除外できる（感度99％）[2]．
- 嘔気・嘔吐がないという病歴は虫垂炎の可能性を低下させる[1]．
- 虫垂炎と PID の痛みの違いは以下の通り

|  | 虫垂炎 | PID |
|---|---|---|
| 受診までの痛み | 1度のエピソードで受診 | 何回かのエピソードあり |
| 痛みの性質 | 時間とともに増強 | くり返す |
| 痛みの場所 | 右下腹部へ局所化 | 放散したまま |

- IUD（intrauterine device：子宮内避妊器具）挿入20日以内であれば PID のリスクが6倍以上に上昇する（挿入21日以降は一般成人女性と同じリスクに戻る）[3]．

さて，症例1の所見は以下の通りであった．

### 身体所見

**バイタル**：体温39℃，血圧110/70 mmHg，脈拍105回/分．
**全身状態**：前屈みで歩行して入室．BMI 29.4．意識清明．
**腹部**：平坦，軟だが下腹部全体での反跳痛あり，heel drop sign 陽性．

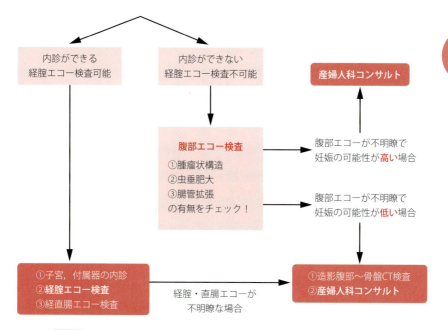

**図1** 内診・経腟エコー検査施行が可能かどうかによる管理の方向性

　この後,どのように診療を進めたらよいだろうか.初療医が内診と経腟エコー検査施行が可能かどうかによって管理方針を図1にまとめた.本稿では内診と経腟エコー検査ができるものとしてみていく.

**内診所見**：会陰・腟に異常なく,異常帯下・出血は見られない.子宮頸部可動痛あり,子宮と右付属器領域に圧痛が軽度あるが明らかな腫瘤は触知しない.Douglas窩に圧痛なし.

　解剖学的に,子宮底部は恥骨上縁より低いことが多く,虫垂は腹部の中心より外側で腸骨稜内側の辺りである.炎症が波及してくると,炎症部位同定の鑑別は難しくなるが,以下のポイントが参考になる.

### ＜虫垂炎とPIDの鑑別ポイント（身体所見）＞

- CMT（cervical motion tenderness：子宮頸部可動痛）は腹膜刺激徴候の1つであることから，PIDの診断において感度が高い（97％）が，虫垂炎患者の28％でも陽性となる[1]．
- 虫垂炎患者では右側臥位で股関節をわずかに屈曲すると疼痛が軽減するかもしれないという観察もある[1]．
- Rovsing徴候，psoas徴候やobturator徴候がみられる虫垂炎患者は全体の10％に満たない[4]．
- 内診時，圧痛のある虫垂炎患者ではTrendelenburg体勢にすると痛みが軽減し，PID患者では痛みの軽減がみられない，という後方視的観察もある[5]．

**経腟エコー検査**：腹水は少量，右付属器領域に72 mm×39 mm大の腫瘤状構造（**図2**→）あり，子宮内膜12 mmで整．明らかな虫垂様構造は見られない．

**血液検査**：WBC 11,350/μL，CRP 17.9 mg/dL．

PIDの診断は病歴，身体所見だけでは不確実な部分が多く，The Centers for Disease Control and Prevention（CDC：米国疾病予防管理セ

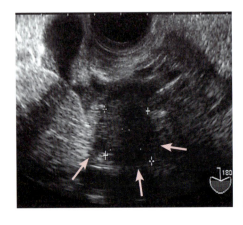

**図2** 右付属器領域の低エコー領域

ンター）では①下腹部痛，②付属器の圧痛，③CMT陽性があればPIDとして治療することを推奨している[6]．それ以外のPIDを示唆する徴候として，④子宮頸管からの膿性分泌物，⑤淋菌とクラミジアによる頸管炎の証明，⑥38.3℃以上の発熱，⑦CRP上昇，⑧触診あるいはエコー検査による付属器腫瘤の確認があげられている[6]．「産婦人科診療ガイドライン−婦人科外来編2014」にも「PID鑑別診断のためのフローチャート」があり参考になる[7]．

> **診断：PID（右卵巣・卵管膿瘍疑い）**
>
> 高熱と疼痛のため入院とした．子宮頸管分泌物からの淋菌・クラミジアはいずれも陰性．ABPC/SBT（アンピシリン/スルバクタム）を開始し，入院後4日目に解熱と腹痛改善がみられた．炎症反応も改善傾向となり，入院9日目で退院となった．退院3週間後，外来では腹痛も発熱もなく，経腟エコーで径2.5 cm大の正常右卵巣がみられ，経過観察となった．

## 2 腹部正中〜右下腹部痛と微熱を訴える25歳女性

25歳女性，1経妊1経産（3年前経腟分娩）．
**主訴**：腹部正中〜右下腹部痛．
**現病歴**：昨夜から腹部正中の痛みが始まり，今朝から37.5℃の発熱出現．今は正中〜右下腹部の痛みが強い．嘔気はわずかにあり，食欲低下あり．排尿時痛・頻尿・血尿・残尿感なし．排便は通常通り，血便や下痢なし．排ガス正常．異常帯下なし．最終月経は3週間前，月経出血は5日間持続．基礎体温はつけており体温は2相性で28日周期．最後の性行為は5週間前（コンドーム使用，妊娠の可能性は否定）．PIDやSTIの既往なし．その他の既往歴なし．服薬なし，喫煙なし，機会飲酒あり，薬物中毒否定．
**身体所見**
　**バイタル**：体温37.5℃，血圧110/70 mmHg，脈拍100回/分．

**全身状態**：独歩で入室．重症感なし．BMI 24．意識清明．
**腹部**：平坦，軟，正常腸音，筋性防御なし，反跳痛なし．右下腹部（McBurney点やLantz点を含めて）に圧痛あり．Rovsing徴候，psoas徴候，obturator徴候はみられない．
**検査**：尿hCG定性反応陰性（25 mIU/mL以下）．

　基礎体温で定期的な２相性（排卵による周期）がみられていること，コンドーム使用による最終性行為が5週間前ということから妊娠の可能性は低く，尿hCG陰性からも妊娠は否定的．疼痛部位の移動，嘔気があること，右下腹部限局の痛みから，PIDというよりも虫垂炎の可能性がより考えられる．鑑別として，この時点でPID，虫垂炎，卵巣腫瘍茎捻転，感染性腸炎（例えば*Yersinia* sp.），尿管結石を念頭におく．病歴・身体所見について前述の鑑別ポイントを再確認．次へのステップに関しては図1を参照．

**内診所見**：外陰部・腟部正常，腟内に出血なし．CMTはわずかに陽性，右下腹部に腫瘤は触れないが圧痛あり．子宮体部〜左付属器領域に著明な圧痛なし．Douglas窩に圧痛なし．

　CMT陽性であることからPIDの可能性も考慮するが，CMTは軽度であり，虫垂炎からの右付属器周辺への炎症の波及も考えられる．

**血液検査**：WBC 12,500/μL，CRP 3.5 mg/dL．
**経腟エコー検査**：右付属器領域に明らかな腫瘤状構造は見られない．正常右卵巣は同定でき，少し離れて壁肥厚した管状構造物（9 mm大）が見られる（図3）．

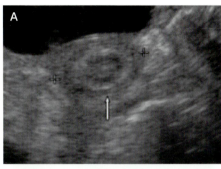
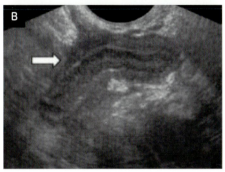

**図3** 経腟エコー検査での虫垂腫大（A）と壁肥厚（B）の描出

文献8より転載

**診断：急性虫垂炎**

　外科コンサルトし，点滴抗生物質による治療を考慮したが，本人の希望もありlaparoscopic appendectomy（腹腔鏡下虫垂切除術）を施行．術後経過良好のため入院5日目に退院となった．

## 3　右下腹部痛を訴える25歳女性

### 症例❸

25歳女性，1経妊1経産（3年前経腟分娩）．
**主訴**：右下腹部痛．
**現病歴**：右下腹部痛は4時間前から始まる持続痛で，増強している．発熱なし．嘔気はわずか，食欲低下あり．排尿時痛・頻尿・血尿・残尿感なし．排便は

通常通り，血便や下痢なし．排ガス正常．異常帯下なし．最終月経は7週間前，月経出血は5日間持続．月経周期は1〜3カ月ごとと不規則．基礎体温の記録なし，最後の性行為は不明（避妊なしだが妊娠の可能性は否定）．クラミジア頸管炎の既往あり（5年前）．
服薬なし，喫煙なし，機会飲酒あり，薬物中毒否定．

月経周期不順，最終月経7週間前，避妊なしでの性行為，クラミジア感染症の既往，という病歴から異所性妊娠は否定しなくてはならない．異所性妊娠で症状が出るのは典型的には最終月経から6〜8週と言われている[9]．

妊娠の可能性を考慮する際，次のポイントを念頭におかなくてはならない．

- 全身状態が安定しているのであれば，最終月経（LMP），その前の月経（PMP#1），さらにその前の月経（PMP#2）をチェックし，可能な範囲で規則的かどうかを確認
- 排卵時期は基礎体温表からある程度推定できるが，記録していない場合不明確なことが多い
- 「最終月経」の報告が，実は「妊娠中の性器出血」ということがある
- 本人が否定しても，妊娠の可能性は100％否定できない

妊娠の可能性がある場合，まずは尿hCG定性を検査する．

- 尿hCG陽性 → 妊娠として扱う
- 尿hCG陰性 → 妊娠なし，または妊娠初期（＜妊娠4週）の可能性として扱う

妊娠週数（最終月経初日からカウント）4週早期で尿hCG値は50 mIU/mL程度となる（市販妊娠検査薬の検出閾値は25〜50 mIU/mL）．尿hCG陽性は，最終月経初日から4週間で90％，5週間で97％，6週間で100％検出できる[10]（3部-2も参照）．

**身体所見**
　バイタル：体温37.3℃，血圧110/70 mmHg，脈拍105回/分．
　全身状態：前屈みで独歩で入室．BMI 23．意識清明．
　腹部：平坦，軟，正常腸音，筋性防御わずかにあり，反跳痛あり，右下腹部圧痛（McBurney・Lantz圧痛点も含む）あり．
　検査：尿hCG陽性，尿hCG値＞2,500 mIU/mL（希釈法）．

下腹部痛と尿hCG陽性から異所性妊娠の可能性を考える．

● 内診・経腟エコー検査を施行できない場合，または腹部エコー検査で不明な場合 → **産婦人科緊急コンサルト!!!**

　血中hCG値，妊娠週数，経腟・腹部エコー検査の所見の推移を，以下の**表**にまとめる[11)][12)]．血中または尿hCG定量測定を迅速に行える施設が少なく，現実的には尿を10倍，100倍，…と希釈して妊娠反応検査をそれぞれの希釈尿に行い，大まかな尿hCG値を推測することが多い．その推測値と**表**を照らし合わせ（尿中hCG値は血中hCG値とほぼ同じと考える），妊娠週数や観察されうるエコー検査所見を予測する．

● 尿hCG値＞1,000 mIU/mLで子宮内に胎嚢が見られない場合
　→ 異所性妊娠を疑い，経腟・腹部エコー検査にて精査あるいは産婦人科コンサルトが必要．

**表　妊娠週数別の血中hCGとエコー検査所見**

| 妊娠週数 | 血中hCG（mIU/mL） | 経腟エコー検査所見 | 腹部エコー検査所見 |
| --- | --- | --- | --- |
| 4週 | 50〜200 | | |
| 5週 | 200〜1,000 | 胎嚢（見えないことも多い） | |
| 6週 | 1,000〜6,400 | 胎嚢・卵黄嚢 | 胎嚢 |
| 7週 | 4,000〜128,000 | 胎芽・心拍 | 胎芽 |

文献11，12を参考に作成

表を参考にし，尿hCG値＞2,500 mIU/mLと推測され正常妊娠であれば，経腟エコー検査で子宮内に胎嚢が見えることを予期して診察を行う．

**内診所見**：腟内に出血なし，CMTあり，子宮上圧痛わずかにあり，右下腹部に明らかな腫瘤は触れないが，圧痛は強い．子宮は鶏卵大．Douglas窩に圧痛なし．

**経腟エコー検査**：子宮内には胎嚢が見られず，子宮背側右側寄りに不均一な内部エコーを示す腫瘤（図4 →）が見られた．漿液性成分と思われる腹水（図4 →）も見られた．

　一般的に手術適応ではない出血性黄体嚢胞もエコーにて図4のように見えることがあるため，妊娠の有無を念頭におきながら注意深く経過をみていく必要がある．

**診断：異所性妊娠**

　下腹部痛，尿hCG値2,500 mIU/mL，子宮内ではなく付属器領域に腫瘤状構造が見られたため，右卵管異所性妊娠を疑い，緊急で産婦人科へコンサルト．全身状態安定のため，緊急腹腔鏡下手術を施行し，右卵管膨大部の異所性妊娠を確認し，右卵管を摘出した．

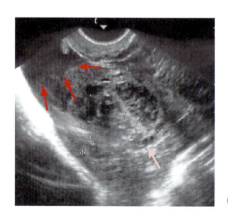

**図4** 経腟エコーでの腫瘤の描出

外科的治療のほかに，胎児心拍がない場合にはメトトレキサート（MTX）による保存的薬物療法が選択される場合もある．

## 4 運動後に左下腹部痛を発症した32歳女性

32歳女性，0経妊0経産．
**主訴**：左下腹部痛．
**現病歴**：受診数時間前，ランニングを行った後から，左下腹部痛が出現．その後まもなく痛みは耐え難いほど増強し，数回嘔吐した．救急車にてER搬送．痛みは左下腹部に限局した持続痛で，冷汗を伴う．月経は規則正しく最終生理は1週間前より5日間．不正性器出血なし．下痢，血便，血尿はみられない．

　この症例のポイントは，「ランニング後の急性発症した嘔吐を伴うほどの左下腹部痛」である．急性発症する，左下腹部に限局した痛みであることから，卵巣嚢腫のリークによる化学性腹膜炎や卵巣腫瘍茎捻転を考慮する．規則正しい月経周期と明確に記憶している最終月経が1週間前であることから，異所性妊娠や排卵時の卵巣出血は考えにくい．

　卵巣腫瘍茎捻転では，軽度な痛みが何度か起こった後に急激な激痛で来院することが多い．「捻転」であるので，嘔気・嘔吐の症状を伴う．また，本症例のように運動や性交など，卵巣腫瘍に回転力が加わるような身体活動を行った後に発症する場合もある．成人では全症例の50〜80％で卵巣腫瘍あるいは良性腫瘍の捻転で起こるが，小児や思春期では付属器腫瘤がない場合の方が頻繁にみられると言われている[13]．25％の症例は妊婦に起こり，妊娠6〜14週と出産直後の産褥期に最も起こりやすい[14]．捻転の原因となる卵巣腫瘍のなかでは，皮様嚢腫と機能性卵巣嚢腫の頻度が高い．

**身体所見**：痛みのため膝胸位．体温 37.4 ℃，血圧 124/68 mmHg，脈拍 110 回/分．

**内診所見**：左子宮付属器領域に腫瘤を触知し圧痛著明．筋性防御および反跳痛を認める．子宮の圧痛はみられず，可動性も良好．不正出血は認めず，帯下も正常であった．

**経腟エコー検査**：左子宮付属器領域に径 6 cm の hyper echoic lines and dots を伴う腫瘤像を認めた（図 5）．

　卵巣腫瘍茎捻転の診断は，発症時間によってエコー検査上多彩な像を示し，ときに困難である場合がある．捻転からの時間経過に伴って付属器は壊死を起こすようになり，腫瘍切除より付属器切除となる可能性が高くなることから産婦人科医との連携が重要である．妊孕能を温存したい場合で皮様嚢腫が明らかであるならば積極的に腹腔鏡下嚢腫切除手術を選択すべきである．また，周囲と癒着しているチョコレート嚢腫の場合は捻転は起こしにくく，月経前後での嚢腫の破裂による急性腹症の鑑別が必要である．

#### 診断：左卵巣腫瘍茎捻転

　同日緊急回復手術を行った．約 6 cm の皮様嚢腫を伴った左卵巣が 2 回程捻転しており，壊死部分が多く核出困難と考えたため左子宮付属器摘出術を行った．術後経過は良好で手術後 7 日目に退院となった．

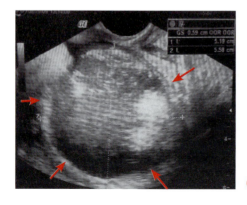

**図 5** 経腟エコーでの腫瘤の描出

#  痛みが下腹部から右肩まで広がった30歳女性

### 症例⑤

30歳女性，2経妊2経産（正常経腟分娩2回）．
**主訴**：下腹部から始まり心窩部まで広がる痛み．
**現病歴**：受診数時間前，下腹部を中心に「便秘時のような張った痛み」が出現したが軽度だった．鋭い痛みではない．嘔気・嘔吐なし．発熱なし．背部痛なし．排尿時の症状なし．下腹部痛出現後まもなく排便あったが通常通り．血便なし．異常帯下や不正性器出血なし．下腹部に限局していた張りと痛みが横になってから心窩部へ上昇．呼吸時にも痛みを感じるようになった．右肩へ痛みが広がり，それに伴い嘔気も出現．月経は28日周期で最終月経は3週間前．腹痛出現の前日に性行為あり．

　下腹部に限局していた痛みが体位変換（この症例では臥位）によって頭側へ広がってきた，さらに「右肩の痛み」は右横隔膜刺激による右肩への放散痛と捉えると，①下腹部で最初に何らかのイベントが起こり，次に②下腹部から移動しやすいもの（血液やその他の液状物質）が腹腔内を移動した，と考えられる．そこでキーとなるのが黄体期（この症例の場合28日周期で最終月経から3週間経っているのでおそらく黄体期と判断できる）の性行為である．性行為の刺激により黄体血腫が形成され，また血腫が破綻して腹腔内下方に出血が貯留することから下腹部痛が出現し，その血液が腹腔内上方そして右横隔膜下に広がれば，上記のような腹痛の時間的変化を説明できる．あるいは，性行為の刺激によって起こりうる，卵巣嚢腫破裂による内容物リークからの化学性炎症も鑑別として考える．この症例では，受診の数カ月前に他院で経腟エコー検査が行われており，卵巣嚢腫は指摘されていなかったため，後者は否定的と考えられた．

**身体所見**
　**バイタル**：体温37.3℃，血圧93/61 mmHg，脈拍93回/分．
　**全身状態**：車椅子で入室．意識清明．
　**腹部**：わずかに膨張している，軟，特に腹部正中で軽度筋性防御あり，正常腸音，正常鼓音．
**内診所見**：腟内正常，腟内に血液貯留は見られない．Douglas窩に軽度圧痛あり，CMTにて軽度痛みあり，子宮に軽度の圧痛あり，両側付属器領域に著名な圧痛なし，明らかな腫瘤は双合診では指摘できない．
**経腟エコー検査**：子宮は前傾前屈，内膜1.1 cmの正常外観．右付属器領域に6.3×6.3 cm大の腫瘤像（図6A→）が見られる．約1〜2 cmのEFS（echo free space，図6A→）が腹腔内に見られる．エコーで違う断面を見ると，血塊と思われる充実性成分（図6B→）とその周辺に網状の細かい中隔形成が見られる（図6B→）．

**診断：黄体血腫破裂**

　バイタルは安定していたが疼痛管理と腹腔内出血のモニターのため入院管理とした．入院1日目では疼痛の軽減，腹部の他覚的所見は軽快した．炎症マーカーの上昇みられず．出血によりHb 6.7 g/mLまで低下したが，全身状態良好で臨床上改善がみられたため，鉄剤を処方し退院となった．退院後，病期21日目（図7A，図6Bと同部位は→）と病期42日目（図7B）に外来フォローアップし，エコー検査での卵巣外観は正常に戻り，内診上も特に異常所見がないことを確認した．

　出血性黄体血腫は一般的には手術適応にはならないが，稀に出血が持続し自然に止血しないときがあり，その場合は腹腔鏡あるいは開腹にて手術的に止血を行う．

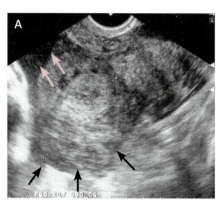 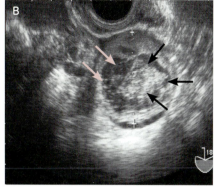

**図6** 右付属器領域の腫瘤像とEFS（A），および出血性黄体血腫（B）

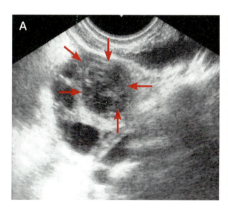 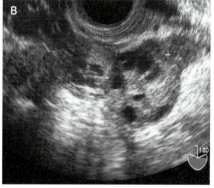

**図7** 病期21日目（病変部位の縮小，A）と病期42日目（正常卵巣外観，B）

## おわりに

　「妊孕性のある女性の下腹部痛」では予後に大きくかかわる，異所性妊娠，虫垂炎，PID，卵巣腫瘍茎捻転をまず念頭に浮かべる．鑑別それぞれに必要な病歴聴取と身体診察を習得することが必要であり，また自分自身のスキルに応じて，とって代わる検査や専門医へのコンサルトをタ

イムリーに行っていくことが重要である．

## ● 文献

1) Dahlberg, D., et al.：Differential diagnosis of abdominal pain in women of childbearing age. Adv Nurse Pract, 12：40-45; quiz 45-46, 2004
2) Morishita, K., et al.：Clinical prediction rule to distinguish pelvic inflammatory disease from acute appendicitis in women of childbearing age. Am J Emerg Med, 25：152-157, 2007
3) Farley, T. M., et al.：Intrauterine devices and pelvic inflammatory disease: an international prospective. Lancet, 339：785–788, 1992
4) Graffeo, C. S. & Counselman, F. L.：Appendicitis. Emerg Med Clin North Am, 14：653-671, 1996
5) Naejem, A. Z., et al.：Appendicitis versus pelvic inflammatory disease: A diagnostic dilemma. Am Surg, 51：217-222, 1985
6) Sexually Transmitted Diseases Treatment Guidelines, 2010：
   http://www.cdc.gov/std/treatment/2010/std-treatment-2010-rr5912.pdf
7) 「産婦人科診療ガイドライン―婦人科外来編2014」(日本産科婦人科学会，日本産婦人科医会/編・監)，CQ109, 2011
8) Molander, P., et al.：Transvaginal sonography in the diagnosis of acute appendicitis. Ultrasound Obstet Gynecol, 20：496–501, 2002
9) Tenore, J. L.：Ectopic Pregnancy. Am Fam Physician, 61：1080-1088, 2000
10) Bastian, L. A. & Brown, H. L.：Diagnosis and clinical manifestations of early pregnancy. UpToDate, 2012
11) 「産婦人科研修ハンドブック」(小林 浩/監)，海馬書房，2010
12) US Department of Health and Human Services & NIH：Diagnostic Ultrasound Imaging in Pregnancy. NIH consensus statement, 5：1-16, 1984
13) Rha, S. E., et al.：Imaging features of adnexal torsion. Radiographics, 22：283-294, 2002
14) Webb, E. M., et al.：Adnexal mass with pelvic pain. Radiol Clin North Am, 42：329-348, 2004

# 第2部
# 女性患者で よく出会う問題を 押さえる!

## 第2部 女性患者でよく出会う問題を押さえる！

# 1 備えておきたい周産期救急

伊達岡 要，吉岡哲也

- ☑ 救急外来や一般診療の場面に突如産科疾患は現れる
- ☑ 社会的背景から，非産婦人科医が周産期救急に遭遇する場面の増加が予想される
- ☑ 産科疾患・妊娠女性という背景への理解の一助としてALSO/BLSOを紹介する

## 1 非産婦人科医の前に現れる妊娠女性

まず2例症例を提示する．読者の皆さんはどのように考えるだろうか．

### 症例❶

38歳女性．BMI 30ほどの肥満女性であり，内科で糖尿病治療中であった．夕食後に出現した心窩部痛に伴う呼吸苦・嘔気のため夜間に救急外来を受診した．下痢は認めていない．受診時点のバイタルは血圧160/90 mmHg，心拍数70回/分，呼吸数20回/分，体温37℃であった．救急外来当直医はアタラックス®-P，プリンペラン®の静注を指示し，投与後患者本人の症状は改善したため，帰宅となった．この患者は妊娠28週の妊婦であった．帰宅後判明した

血液検査結果では妊娠初期には認めなかった軽度の肝酵素の上昇と血小板低下が出現していた．

　これまでの稿を読み進めてこられた読者にはピンときたかもしれない．高血圧を伴う妊婦の心窩部痛の鑑別の1つとしてHELLP症候群をあげておきたい．この患者さんは救急外来から帰宅後自宅で全身倦怠感と嘔気をじっと我慢して過ごし，2日後やはり心窩部痛を訴え産婦人科外来に来院した．血液検査では肝酵素値・血小板数の悪化と胎児機能不全を認めたため，総合周産期センターに母体搬送を行い同日緊急帝王切開となった．最悪な結果を免れることができたが，当直医がHELLP症候群を鑑別に想起し，入院管理の必要な疾患だということを認識できていたなら，その場で産婦人科医にコンサルトし，より安全な母体管理ができていたかもしれない．

## 症例❷

　35歳女性．妊娠30週6日の22時頃入浴後に，右後頭部の強い痛みと同時に左半身麻痺・視野狭窄・構音障害が出現し，直近の救命救急センターに搬送となった．血液検査上，妊婦として有意と思われる所見は認めず，心電図は洞調律で心エコー検査でも血栓の形成を認めなかった．頭部CTでも異常所見を認めなかったが，頭部MRI拡散強調画像で右側頭葉内側〜後頭葉にかけて高信号領域を認め（図1➡），MRAでは右後大脳動脈の狭窄を認めた（図2➡）．神経内科と協同して診療にあたり，胎児薬剤曝露の危険性を考慮し，ヘパリンの投与とリハビリテーションを開始した．発症3日目の頭部MRA再検では狭窄した右後大脳動脈は開存し，その後麻痺はほぼ改善したものの視野障害が残存する結果となった．発症後48日となる37週4日に自然陣痛発来し，経腟的に無事に女児を出産した．

これらの症例から考えられることは
- 妊娠に関連した問題であっても非産婦人科医の前に現れる
- 妊婦にも非産婦人科疾患は発症し，他診療科医師のかかわりが必要になる

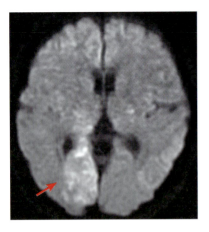

図1 頭部MRI拡散強調画像

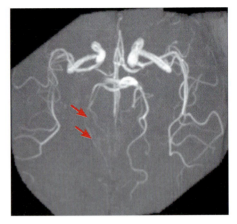

図2 頭部MRA

ということである．

## 1）妊娠に関連した問題であっても非産婦人科医の前に現れる

　現実的に産婦人科医の不足から施設の集約化や産科取り扱い施設数は減少している．これはすなわち**妊婦患者と産科医療機関のアクセス距離の増加を意味する**．患者本人は胎動減少や性器出血のように明らかな場合を除き自分に起こっている症状が産科に該当するのか違うのかわからない．このため直近の救急医療機関を受診する．

## 2）妊婦にも非産婦人科疾患は発症し，他診療科医師のかかわりが必要になる

　症例2のように，他診療科と連携して治療にあたる必要のある場合も少なくない．むしろ他診療科の治療が優先される場合もある．しかしながら妊婦というだけで「産婦人科を受診してください」と言われることはしばしば生じている．そうなると適切な医療機関への受診が遅れ，妊婦および児の予後を悪くしてしまう場合もあるのではないかと危惧される．

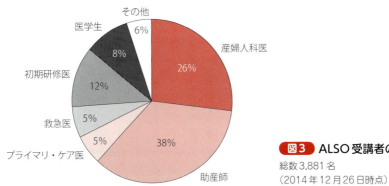

**図3** ALSO受講者の内訳
総数3,881名
（2014年12月26日時点）

　他診療科の医師が妊婦の診療に抵抗があるのは，卒前卒後を通じて実際に妊婦に接して教育を受ける機会の少ない現状では仕方のないことかもしれない．しかしながら現状の改善が望まれるところであり，特に患者に最初に接する機会の多い救急医やプライマリ・ケア医は立場的にもその改善に大きく寄与できる可能性がある．

## 2 周産期救急のトレーニング

　では，救急やプライマリ・ケアに携わる医師にとって産科疾患を効率的に学ぶ方法はあるだろうか．その1つとして**ALSO**（Advanced Life Support in Obstetrics）を紹介する．ALSOは周産期救急の知識や手技を習得する教育コースであり，1991年にアメリカ ウィスコンシン州の家庭医2人が考案し，AAFP（American Academy of Family Physician）がコース権利を取得し管理している．日本では2008年より現在のNPO法人周生期医療支援機構が日本国内における運営権を取得し，受講修了者数は3,881名（2014年12月26日時点）に達している．受講者の内訳は**図3**の通りであり，非周産期医療従事者が36％を占めている．

　プロバイダーコースは2日間で行われ，8つの重要レクチャーと，少人数グループによる5つのワークショップ（**図4**）から成り立っており

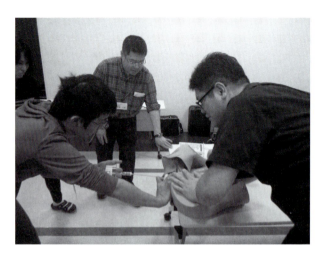

**図4** マネキンを使った少人数のワークショップの様子（吸引分娩のシミュレーション）

(**表**)，出産前のリスク評価，患者－医師関係，出産危機における両親のサポート，そして医療過誤リスクの減少といったテーマも含まれている．

ただし，ALSOは分娩室や産科病棟における産科の救急的対処を強調しており，周産期医療が非日常的な医療従事者には内容的にやや敷居が高い．

この背景をもとに2011年より**BLSO**（Basic Life support in Obstetrics）の開催が開始された．ALSOと同様，マネキンを用いた実習を中心に，少人数グループによるワークショップ（妊婦の評価，分娩介助，新生児蘇生，産後大出血・妊婦蘇生，症例検討）で構成される1日のコースである．これまでの受講修了者は914名（2014年12月26日時点）で，受講者の内訳（**図5**）によってオプションの内容が追加されている．例えば，救急医／救急救命士が中心の場合は院外分娩を想定し実際の救急車を使用した救急車内分娩（**図6**），プライマリ・ケア医が中心の場合は子宮頸がん検診のセクションなどである．特に周産期領域が非日常的である職種のなかでも切迫した産科疾患に遭遇する可能性の高い救急医／救急救命士を主な受講者と想定しているため，妊婦の評価のセクション

**表** ALSOプロバイダーコースの内容，スケジュール例

| 1日目 | | | 2日目 | |
|---|---|---|---|---|
| 8:30〜8:45 | オープニング | | 8:30〜9:30 | 講義後WS「プレゼンテーション・ポジション異常」 |
| 8:45〜9:35 | 講義/WS「妊婦ケアにおける安全性」 | | 9:40〜10:10 | 講義「早産と前期破水」 |
| 9:45〜11:25 | 講義後症例検討「分娩時胎児監視と症例」 | | 10:20〜11:50 | 講義後症例検討「内科的合併症と症例」 |
| 11:30〜12:30 | Lunch講義「難産」 | | 11:50〜12:50 | Lunch講義「妊娠初期の合併症」 |
| 12:30〜13:50 | 講義後WS「補助経腟分娩」 | | 12:50〜13:40 | 講義後WS「会陰縫合」 |
| 14:00〜15:10 | 講義後WS「肩甲難産」 | | 13:40〜14:00 | 全員写真撮影・クロージング |
| 15:20〜16:50 | 講義後WS「産後大出血」 | | 14:00〜17:00 | 実技試験，筆記試験 |
| 17:00〜17:30 | 講義「妊娠後期の性器出血」 | | | |
| 17:40〜18:30 | 講義後WS「妊婦の蘇生」 | | | |

WS=ワークショップ

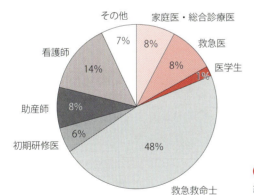

**図5** BLSO受講者の内訳
総数914名（2014年12月26日時点）

では妊婦外傷に関する内容を重視している．

症例検討のセクションでは，インストラクターが司会を行い，その地域の受講者が経験した症例を受講内容を適用しながら検討し，もし自分たちが同様の症例に遭遇することになったらどういう準備をすべきか，

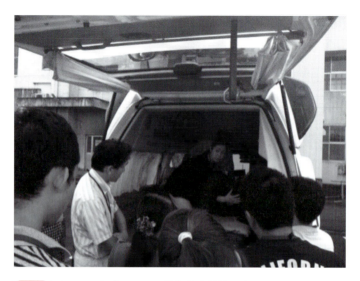

**図6** BLSOのオプション，救急車内分娩の様子

という議論を行っている．

1例を下記に示す．読者の皆さんならどのように考えるだろうか．

- **救急要請内容**：軽自動車対ワンボックスカーの衝突事故．軽自動車には妊婦が1名．
- **救急隊接触時評価所見**：妊婦は助手席に座っており，ABCD異常なし．初産で性器出血はないが腹痛の訴えあり．
- **搬送先**：深夜帯であったためかかりつけの産婦人科医院ではなく直近の2次救急病院へ搬送．

## おわりに

　一般に症例検討会は複数の科が互いの専門性を尊重しながら各々の病院で行われているかと思うが，そこで妊婦の症例を扱う機会は決して多くない．そのため妊婦にまつわることは産婦人科医のみが扱うことが多

く，いざ一般診療科を受診した場合や複数科にまたがる問題が生じた際には相互理解が不足しているように見受けられる場面も少なくない．

　社会的な背景を述べると，女性の第1子出産平均年齢は右肩上がりに上昇し，2011年には30歳を超えた．体外受精などの生殖医療技術の発達は異所性妊娠の可能性を高め，妊娠という身体の生理学的変化は母体の高齢化とともに高血圧・糖尿病・心/脳血管障害といった合併症の増加につながる．加えて，近年指摘されている妊婦健診未受診妊婦の増加や先述した周産期医療施設の減少・集約化に伴う妊婦と産科医療施設間のアクセス距離の増加は，切迫した状況で妊婦が一般医療機関を受診したり，救急搬送されたりする機会を増やす可能性がある．

　そのような状況のなかで産婦人科医が初めから妊婦に対応することはより困難となってきており，他診療科の医師が妊婦の初期対応にあたる必要が出てくる．ALSO/BLSOはそのような状況のなかで，妊婦の対応に対する知識と技能を得る効率的なトレーニングコースである．またALSO/BLSOへの参加は医師の間だけでなく助産師，看護師や救急隊員など妊婦にかかわる専門職の間での相互理解を生み，妊婦対応時における連携の強化の一助になるものと考える．

● 文献
1) NPO法人周生期医療支援機構のホームページ：http://www.oppic.net/

第2部 女性患者でよく出会う問題を押さえる！

# 2 性行為感染症
## 診断とマネジメント，その後の指導

池田裕美枝

- ☑ 性行為感染症はなんといっても予防が肝心！
- ☑ 患者指導は"5C"で
- ☑ 1つ性行為感染症を見つけたら他も疑う

　第1部を読んで，救急外来でのPID（pelvic inflammatory disease：骨盤内炎症性疾患）や異所性妊娠の診断に自信をもった皆さん！ 診断して急性期の治療をするまでは自信がついたかもしれないが，患者に寄り添うプライマリ・ケア医になるにはまだまだ道のりは長い．

　性行為感染症（sexually transmitted infection：STI）※は，実は思ったより根深く患者さんの人生に影を落としているのである．

### 症例

　24歳女性，主訴は腹痛．3週間前に市販の妊娠検査薬で陽性であった．腹部に鈍痛があったが，3時間前より腹痛が増悪して歩くと響くという．血圧110/50

---

※**STI**：以前はSTD（sexually transmitted disease）と呼ばれていた．

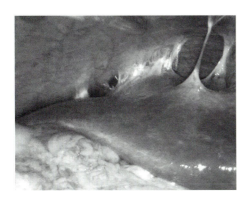

**図1** クラミジアによる肝周囲の膜状癒着
神戸市立医療センター中央市民病院 臼木彩先生ご提供
巻頭カラー6参照

mmHg，脈拍74回/分，体温37.4℃，呼吸数12回/分．意識清明，腹膜刺激徴候あり，FAST（focused assessment with sonography for trauma）でDouglas窩にEFS（echo free space）あり．子宮内に胎嚢は見られず．

　異所性妊娠を疑いすぐに緊急手術を施行して右卵管妊娠と判明．両側卵管，卵管采にクラミジア感染を疑わせる膜状癒着あり（**図1**参考）．手術時に施行した卵管疎通検査で，左卵管閉塞があることも判明した．

＜上記患者の語り＞
　学生の頃はいろんな人といろんなお付き合いをしていました．でも今の彼氏と出会って，心から安心して，初めてずっと一緒にいたいと思ったんです．彼と結婚できて幸せです．彼の子どもを妊娠できたとわかったときは本当に嬉しかった．それなのに私，彼の子どもを産めなかったんですね．クラミジアなんて知らなかった…．

# 1 性行為感染症の実際

　現在，性器クラミジア，淋菌，性器ヘルペス，尖圭コンジローマは定点報告されている．男女総数における4疾患の年次推移（**図2**）と内訳

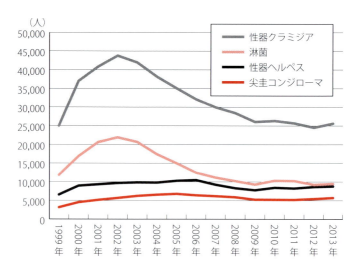

**図2** 性行為感染症報告数の年次推移
厚生労働省ホームページ「性感染症報告数」(http://www.mhlw.go.jp/topics/2005/04/tp0411-1.html) を参考に作成

(図3) を示す．最も多いのは性器クラミジアである．また，近年は4疾患いずれにおいても報告数は横ばいであり，減少していない．

以下，頻度の高い性器クラミジア，淋菌，性器ヘルペスの実際について触れる．

## 1) 10代女性に蔓延する性器クラミジア感染症

**女性では，性器クラミジアは自覚症状に乏しい**．軽度の腹痛，帯下の増加などで経過することが多く，全く無症状であることも珍しくない．一方，無症状のうちに卵管閉塞，付属器癒着などをきたし，卵管不妊や異所性妊娠の原因になる．

無症候性患者を含めた感染率は非常に測定しにくいが，2004年ある地域で，早朝尿のクラミジアPCR検査を利用した，下腹部や性器に症状がない高校生5,598人を対象とした大規模スクリーニング検査が行われた．性交渉経験があったのは女子1,270名 (43.3％)，男子827名 (31.0％)

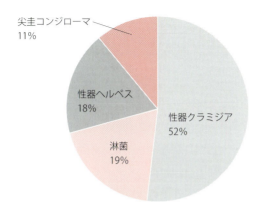

**図3** 2013年性行為感染症発生動向調査

厚生労働省ホームページ「性感染症報告数」(http://www.mhlw.go.jp/topics/2005/04/tp0411-1.html)を参考に作成

で，これらの生徒の無症候性性器クラミジア感染率は女子13.1％，男子6.7％であった．女子では16歳の感染率が最も高く17.3％であった[1]．

この感染率は驚異的に高い．国内では妊婦にクラミジアスクリーニング検査が実施されているが，感染率は概ね5％前後である．性交渉経験のある女子高校生は，妊娠するための性交渉をした女性の2.5倍クラミジアに感染していることになる．米国の女子高校生の無症候性クラミジア感染率は3.9％，スウェーデンでは2.1％であり，欧米諸国と比べても高い[1]．日本では若年者に性器クラミジア感染が蔓延していることが示唆される．

加えて，**10代女性のクラミジア感染者はPID発症リスクが20～30代のクラミジア感染者より高い**ことが指摘されている．原因として，女性ホルモン分泌周期が整っておらずまだ腟内細菌叢が形成されていないこと，頸管粘液が少ないことなどが推察されている．PIDは再発リスクが高く，また不妊症続発リスクも高い．10代女性の性器クラミジアを見つけたら，抗菌薬治療を行うだけではなく後述する「5C」をぜひとも実践したい．

それにもかかわらず，女子高校生は予約外来に来ないことが多い．10

代の女性は多感である．ファーストコンタクトの時点では，言葉を選び，患者に寄り添う配慮をしながら，まずは「繋がる」努力を惜しまないでほしい．

### 2) 淋菌の耐性化

淋菌はクラミジアより頻度が低いものの，女性においては帯下の増加や卵管炎，PID，バルトリン腺感染をきたす疾患として重要である．**淋菌も約70％が無症候性**といわれている[2]．

ペニシリン・マクロライド・フルオロキノロン耐性淋菌は世界的に広がっており，特に東南アジアに多い．2010年第3世代セフェムのセフトリアキソン耐性淋菌が京都から検出され[3]話題となったが，現在淋菌治療の**第一選択薬としては第3世代セフェム**が推奨されている．薬剤感受性をみるには培養が必要だが，検査感度はPCRの方がずっと高い．頸管粘液，腟内帯下ともにPCRの感度は95％以上である一方，無症候性淋菌子宮頸管炎の場合，培養の感度は65〜85％[4]である．

### 3) 再発する外陰部ヘルペス

外陰部ヘルペスは初感染の症状は激しく，救急外来に受診に来る患者も少なくない．発熱や特徴的な外陰部水疱形成，激しい外陰部疼痛に伴う歩行困難や排尿時痛をきたすため，診断はやさしい．だが患者にとっての困難は初感染治療終了後であり，実は**約90％の例が再発**する．

再発病変は軽症で外陰部に水疱が数個できるのみ，無症状〜軽度瘙痒感のみで数日で治ることが多いものの，この再発病変がある期間はパートナーに感染の危険がある．そしてヘルペス感染はコンドームによる感染阻止率が低い．自分が性行為感染症を大切なパートナーにうつすかもしれないというのは，多くの女性にとって大きな心的ストレスになる．再発病変への治療としては，アシクロビル800 mg×3回/日×3日間もしくはバラシクロビル500 mg×2回/日×3日間を症状自覚時に自分で開始してもらう．再発病変が気になって抑うつ傾向を示すような患者では，再発抑制療法としてバラシクロビル500 mg×1回/日を連続投与する．

> **ココがピットフォール**
>
> 性行為感染症は無症候性のことが多い．無症状のうちに大切なパートナーに感染させる危険がある．だからこそ，治療と予防が肝心！

## 2 1つ見つけたら他も疑う性行為感染症！

性行為感染症の病原菌が1つ診断された場合，そのほかの性行為感染症にも罹患している可能性は2〜3倍に高くなる．

注意すべき性行為感染症として，前述の性器クラミジア，淋菌，外陰部ヘルペスの他に，トリコモナス腟炎・尿道炎，梅毒，B型肝炎，HIVがあげられる．1つ見つけたら，ぜひ他の病原菌も検索していただきたい．スクリーニングとして頻用される検査方法を**表1**に示す．

## 3 なんといっても予防が肝心！〜診断後の患者指導は5Cで〜

性行為感染症は，「その後の人生に響く」疾患である．罹らないに越し

**表1 性行為感染症の主な検査法**

| 病原菌 | 検体 | 検査方法 |
|---|---|---|
| 性器クラミジア | 頸管粘液 or 腟分泌液 or 尿 | PCR |
| 淋菌 | 頸管粘液 or 腟分泌液 or 尿 | PCR |
| 外陰部ヘルペス | 水疱があれば水疱底拭い液 | HSV抗原検査<br>※血清抗体は解釈が難しいので勧められない |
| トリコモナス | 腟分泌液 or 尿 | 鏡検または培養 |
| 梅毒 | 血清 | トレポネーマ抗原検査および非トレポネーマ抗原検査 |
| B型肝炎 | 血清 | HBs抗原検査 |
| HIV | 血清 | HIV抗体検査 |

> **表2** 性行為感染症の患者指導：5C
> 
> ① Counsel and educate on risk reduction（感染リスクを下げるための患者教育）
> ② Condom promotion（コンドーム使用の推奨）
> ③ Compliance with treatment（治療のコンプライアンス）
> ④ Contacting and treatment partner（パートナーへのコンタクト・治療）
> ⑤ Confidentiality（プライバシーの保護）

文献5より

たことはない．診断したらきちんと治療することはもちろん，性行為感染症ネットワークを断ち切って周囲への広がりを抑えたい．

そのために私たち医療者にできる患者指導として，WHOは5Cを提唱している（**表2**）．

## 1）Counsel and educate on risk reduction（感染リスクを下げるための患者教育）

複数のパートナーがいる女性や，性産業で働く女性でも，性行為感染症についてほとんど無知であることがある．性交渉のパートナーは複数より1人の方が感染リスクは低いこと，1人であっても変更した場合には再度感染リスクが生じること，感染リスクを低下させるためにコンドームを使用することなどを伝える．

## 2）Condom promotion（コンドーム使用の推奨）

避妊目的ではなく性行為感染症予防目的でコンドームを使用することを勧める．北村邦夫先生（日本家族計画協会理事長）曰く「チャックを開けたらコンドーム」である．コンドームを避妊目的に使用する発想で，射精前にのみコンドームを着用する男性は多い．このような不適切な使用法では，性行為感染症予防としては意味をなさないし，なおかつ避妊効果も85％程度にしか満たない．コンドームは性行為感染症予防のために，避妊には低用量ピル（OC）を用いることを勧める．コンドームの適切な使用法については岩室紳也先生のホームページ（http://homepage2.nifty.com/iwamuro/）に詳しく，YouTubeに動画もアップされている．

## 3) Compliance with treatment（治療のコンプライアンス）

性行為感染症罹患者は内服コンプライアンスが悪いことが多いので，できるだけ内服は1回で終わるレジメンで処方する（例：クラミジア頸管炎に対してアジスロマイシン1,000 mg 1回内服，トリコモナス腟炎に対してメトロニダゾール2,000 mg 1回内服※など）．PIDは再発率が高いので，服薬コンプライアンスに不安が残る場合には入院を勧める．

## 4) Contacting and treatment partner（パートナーへのコンタクト・治療）

いわゆるピンポン感染について説明し，パートナーの治療を勧める．2人同時に治療して，以後1～2週間禁欲することが望ましい．筆者は例えパートナーの検査結果が陰性でも偽陰性の可能性を考え治療が必要と判断することが多く，よってパートナーは検査せずに治療に踏み切ることも多い．

## 5) Confidentiality（プライバシーの保護）

性行為感染症という疾患の背景には多分にプライベートな背景が含まれている．検査を行う際には必ず検査実施の必要性を説明し，結果説明に来なかった場合，病院から自宅に電話してもよいのか，それとも携帯電話など別の方法をとる方がよいのか，あらかじめ聞いておくとよい．結果を伝える際には患者のプライバシーが保護されていることを説明し，性交渉歴などに関してはできるだけストレートに質問する．

> **ココがポイント**
>
> 彼氏から？ 私から？ と聞かれたら
> →ワカラナイ，と断言しよう．これまでの2人より，これからの2人の方が100倍大切．

---

※フラジール® 内服錠250 mgの2,000 mg×1回／日投与は保険適用がないため，処方の際には注意が必要である．

性行為感染症罹患者ではパートナーとの間で「うつした，うつされた」ともめる場合があり，医師に相談されることもある．医学的に，どちらがどちらに感染させた，とハッキリわかるケースはほとんどない．どちらかが検査で陰性であっても偽陰性の場合があるし，またパートナーに感染させた後で何らかの理由で抗菌薬を内服したりして軽快している場合もある．一方，クラミジア，淋菌などの性行為感染症は無症候期が長いことがあり，特にパートナー以外の方と性交渉をしていなくても，ずっともっていたものがたまたま検査で見つかることも珍しくない．

　「どちらがうつしたんでしょうか？」という質問には，「わからない」と断言しよう．「どちらが感染させたか」よりも，今後2人とも健康でいることの方がずっとずっと大切である．婚約中の方，妊娠中の方など，性行為感染症の存在がパートナーとの関係を悪くしてしまうのではないか，とこちらが心配してしまうようなケースでも，筆者は「最近の性行為感染症は普通に生活していても紛れ込むようなものなので，どこから感染したかはわからないことが多いです．それよりも，今後2人でうつしあわないために，2人とも治療することがとても大切です」と説明している．

## 5Cの具体例

　症例の女性には，右卵管妊娠破裂として腹腔鏡下に右卵管切除術を施行したが，左卵管も閉塞していたため，術後，今後自然妊娠はほぼ望めないと判断した．全身状態の安定を確認後，ご本人とご主人に今後妊娠を希望する場合には体外受精をした方がよいと勧めた．退院後に術中に採取した腹水洗浄細胞診でクラミジアPCRが陽性と判明し，右卵管狭窄，左卵管閉塞の原因として性器クラミジア感染が疑わしいと説明したときのご本人の弁が，冒頭の台詞である．

　この患者に関して，性器クラミジア感染症とは何か，を説明したうえで，以下のように5Cを指導した．

## 1) Counsel and educate on risk reduction（感染リスクを下げるための患者教育）

現在パートナーは1人であり，この患者に関しては，不特定多数のパートナーをもたないこと，パートナーが変わったら性感染症スクリーニングを受けることが望ましいこと，などの患者教育は行わなかった．一般論として，性交渉の相手が多いと性行為感染症のリスクは高くなること，ただし，性器クラミジアは無症状の期間が長いため，お互い相手が1人であっても感染の可能性があることを説明した．

## 2) Condom promotion（コンドーム使用の推奨）

性器クラミジアやHIVはコンドームにより感染防止ができることを説明した．性行為感染症予防のためのコンドーム，避妊には経口避妊薬（OC）の2つを使用することで，安全な性交渉となることを一般論として説明した．

## 3) Compliance with treatment（治療のコンプライアンス）

性器クラミジアによる頸管炎であれば，治療のコンプライアンスを上げるためにアジスロマイシン1,000 mg 1回投与とするところだが，この症例では腹腔内感染であったためドキシサイクリン100 mg 1日2回，14日間投与とした．

## 4) Contacting and treatment partner（パートナーへのコンタクト・治療）

パートナーが感染している場合，本人のみ治療しても性交渉により再感染することがあると説明し，患者本人からパートナーに検査を勧めるように説明した．どちらがどちらに感染させたかはわからないし，重要な問題ではないということを併せて説明した．

## 5) Confidentiality（プライバシーの保護）

退院後にクラミジアPCRが陽性であったと判明したため（腹腔内に膿

状痕着があっても性器クラミジア感染治癒後の後遺症であって抗菌薬治療を要さないことも多く，入院中は性器クラミジアの治療は開始していなかった），ご本人の携帯電話に電話して（このような場合，家人に内容が知られないようにするため自宅の電話は極力使わない）外来受診を早めてもらい，他の患者には声が漏れないように注意して説明を行った．

## おわりに

　性行為感染症を診断，初期治療した後で，どのような患者指導が必要なのか，日本の性行為感染症の現状を含めて述べた．くり返すが，性行為感染症は予防が肝心である．適切な患者指導をするためにはまず，良好な医師-患者関係を築けていることが大前提である．よく性交歴の適切な聴取方法として5Ps（Partners, Practices, Protection from STIs, Past history of STIs, Prevention of pregnancy）があげられるが，筆者は患者とのファーストコンタクトの時点ではこの病歴聴取は不要だと考えている．5Psで性行為感染症や妊娠のリスクが低いと判断されても性交歴があるのならば完全否定はできないので検査しなくてよいことにはならないし，日本人にとってはあまりにプライベートな内容なので，人間関係がまだできていない医療者に突然こんなことを聞かれても正確に答えてくれない場合が多い．

　性行為感染症を診断したら，まずはその患者が次の外来に来てくれるようにしっかりと繋ぐこと，そして2回目に繋がったら，できるだけよい関係を築けるように努力して，患者に聞く耳をもってもらえるようにすることが肝要で，そのうえの5Psである．

　プライマリ・ケア医の皆さんの努力により，性行為感染症患者が1人でも少なくなることを期待したい．

● 文献

1) 今井博久：高校生のクラミジア感染症の蔓延状況と予防対策．日本化学療法学会雑誌．55：135-142, 2007

2) McCormack, W. M., et al.：Clinical spectrum of gonococcal infection in women. Lancet, 309：1182-1185, 1977
3) Ohnishi, M., et al.：Ceftriaxone-resistant Neisseria gonorrhoeae, Japan. Emerging infectious diseases. 17：148-149, 2011
4) Schink, J. C. & Keith, L. G.：Problems in the culture diagnosis of gonorrhea. J Reprod Med, 30（3 Suppl）：244-249, 1985
5) Pettifor, A., et al.：How effective is syndromic management of STDs?: A review of current studies. Sex transm dis, 27：371-385, 2000

第2部 女性患者でよく出会う問題を押さえる！

# 3 思春期～性成熟期の月経に関する問題

加藤一朗

- ☑ 月経量の確認には，「レバーのような血の塊が出る」「夜用のナプキンが1時間もたない」などの項目も問診では必要である
- ☑ 月経困難症，子宮内膜症などに低用量ピル（OC）が有効である

　月経について異常をどのように聴取すればいいのか，特に男性医師にとっては戸惑うかもしれない．月経量についても主観的なところがあるため，客観的に把握できる聞き方（後述）も問診では必要である．また，患者本人も自分の月経について（最終月経や月経周期など）正確に把握していないことがあり，カレンダーなどを用いて一緒になって確認するのも1つの方法である．

## 症例

　17歳女性．高校生．初経12歳．性交渉経験なし．中学校卒業する前から月経中に下腹部痛がひどく，市販の痛み止めを飲んで様子をみていた．今回も月経中に痛み止めを飲むも，あまり効かないため，心配した母親と一緒に日曜の救急外来を受診．本人はこれまでの月経周期はよく把握していなかったが，月

経中にレバーのような血の塊が出るとのこと．採血にてHb 9.6 g/dLと貧血を認め，経腹エコーにて子宮筋腫や卵巣腫瘍は認めなかったため，鉄剤とPG合成阻害薬を処方し，今後低用量ピル（OC）内服も考慮と説明した．

月経に関する問題で出会う頻度が高いものとしては，上記のような月経困難症や月経血量についてなどの月経異常が多いと思われる．その他には，月経前症候群（PMS）や，月経が来ないことによる妊娠の相談などもあると思うが，本稿ではそれらについて，診療の際に役立つポイントを紹介していきたい．

## 月経について

月経とは「通常約1カ月の間隔で起こり，限られた日数で自然に止まる子宮内膜からの周期的出血」である[1]．思春期における初経は，視床下部-下垂体-卵巣-子宮が正常に機能して発来する．初経年齢は，わが国では平均12歳であり，10歳未満で初経がある場合を早発月経，15歳以上18歳未満に初経が発来する場合を遅発月経という．また，18歳を超えても初経が起こらないものを原発性無月経，月経を経験した女性が一定期間（3カ月以上）月経をみなくなる場合を続発性無月経といい，原因としては表1の通りである．

正常月経周期は25～38日，正常月経持続日数は3～7日とされ，一般に月経血量は20～140 g（平均80 g）であり，月経の異常については表2のように定義されている．そのなかでも**過多月経は女性の貧血の原**

表1 無月経の原因

| 原発性無月経 | 染色体異常（Turner症候群，精巣性女性化症候群など），中枢性（視床下部・下垂体性など），性管分化異常など |
|---|---|
| 続発性無月経 | 体重減少，ストレス，高プロラクチン血症などの中枢の異常，多嚢胞性卵巣症候群，甲状腺や副腎の機能異常，糖尿病など |

### 表2 月経異常

| | |
|---|---|
| 頻発月経 | 月経周期が短縮し，24日以内で発来した月経 |
| 希発月経 | 月経周期が延長し，39日以上3カ月未満で発来した月経 |
| 過短月経 | 出血日数が2日以内のもの |
| 過長月経 | 出血日数が8日以上続くもの |
| 過多月経 | 月経血量が異常に多いもの |
| 過少月経 | 月経血量が異常に少ないもの |

因の1つであるため注意が必要であるが，**月経量がどれくらい多いかを把握するためには，「レバーのような血の塊が出る」「夜用のナプキンが1時間もたない」**などの客観的に把握できる項目も問診では必要である[2]。

## 2 月経困難症

月経期間中に月経に随伴して起こる病的症状をいう．**下腹部痛，腰痛，腹部膨満感，嘔気，頭痛，疲労・脱力感，食欲不振，いらいら，下痢および憂うつ**の順に多くみられる[1]．月経困難症は，原発性（機能性）と続発性（器質性）に分けられ，症例のような思春期では機能性が多く，性成熟期（初経後数年して発症し多くは20歳以上）では子宮内膜症や子宮筋腫などの器質性が多い（第Ⅰ部-3も参照）．対応については第Ⅰ部-2も参照していただきたいが，思春期における月経困難症の治療では，心因性の要因を軽減するためにカウンセリングも重要であり，漢方治療，プロスタグランジン（PG）合成阻害薬，低用量ピル（oral contraceptives：OC）も有効である．

## 3 子宮内膜症

　子宮内膜症とは子宮内膜組織に類似する組織が子宮内腔または子宮筋層以外の部位で発生・発育するものであり，病巣としては主として骨盤内である．軽度の子宮内膜症まで含めると10人に1人程度の女性に存在すると言われており，特徴的な症状は月経困難症や性交痛などを中心とする疼痛である．子宮内膜類似の組織が子宮体部筋層に存在するものを子宮腺筋症として子宮内膜症とは区別しているが，やはり月経困難症や過多月経の症状をきたす[1]．子宮内膜症の治療としては，OCなどの薬物療法や卵巣子宮内膜症性嚢胞の核出や癒着剥離などの外科的治療がある．

## 4 子宮筋腫

　子宮筋腫とは子宮筋層を構成する平滑筋に発生する良性の腫瘍で，婦人科腫瘍性疾患のなかで最も高頻度なものであり，**30歳以上の女性の20〜30％にみられる**．発生・発育方法によって粘膜下筋腫（子宮内膜の直下に発生し，子宮腔内に向けて発育するもの），筋層内筋腫（子宮筋層内に発生，発育するもの），漿膜下筋腫（子宮漿膜直下に発生，発育するもの）の3つに分類されるが，特に，**粘膜下筋腫では月経困難症や過多月経の症状が強く出ることが多い**[1]．治療としては，月経困難症や貧血などの症状に対する対症療法，GnRH agonist療法などの薬物療法，子宮筋腫核出術や子宮全摘といった外科的治療がある．

## 5 月経前症候群（premenstrual syndrome：PMS）

　月経前の黄体期に発生し，月経開始後数日で消失する精神的・身体的症状（表3）であり，多くは月経周期の度にくり返し発生する．また，

**表3** PMSの精神的・身体的症状

| 精神的症状 | イライラ感，緊張，不安，気分の揺れ，情動不安定，落ち着きのなさ，注意力散漫，抑うつなど |
|---|---|
| 身体的症状 | 腹部膨満感，乳房痛，顔面・四肢のむくみ，頭痛，めまい，のぼせなど |

PMSを示すもののなかで特に精神症状の強く，日常生活に支障をきたすものを月経前不快気分障害（premenstrual dysphoric disorder：PMDD）と呼ぶこともある[1]．原因として，エストロゲンとプロゲステロンのアンバランスなどが唱えられているが確立されたものはなく，診断は上記のような症状が月経前に周期的に現れること，精神神経疾患や器質的疾患を除外することでなされる．治療としては，PMSは排卵周期でのみ起こるとされているため**OCが有効であるが，漢方（当帰芍薬散，加味逍遙散，桂枝茯苓丸など），選択的セロトニン再取り込み阻害薬（SSRI）なども用いられる**．

## 6 望まない妊娠の予防

思春期（中・高校生）の心身の発達や性に関する現状を認識したうえで，養護教員，助産師，医師など関係者が連携をもち，どのような内容の性の教育を行うべきかの協議をする必要がある．そのなかでも**低用量ピル（OC）は最も確実な避妊法というだけでなく，月経痛や月経周期異常，ニキビなどの改善，さらには月経周期の調整など，多くのメリットがあることも伝えるべきである**[3]．しかし，OC服用は性感染症を予防することにはならないため，感染防止の目的には正しいコンドーム使用が有効であることも説明する[4]（第2部-2参照）．

## おわりに

2008年，OCとしては初めてルナベル®が「子宮内膜症に伴う月経困難症」で保険の処方が可能となり，前述したように月経困難症などの治療として以後OCが多く処方されてきた．しかし，喫煙はOC服用に際して心筋梗塞や静脈血栓塞栓症（VTE）のリスクをさらに高めることが報告されているなど，OC服用禁忌および慎重投与について詳しくはガイドラインを参照いただきたい[4)5)]．

● 文献
1) 「産婦人科研修の必修知識2013」，日本産科婦人科学会，2013
2) 野崎雅裕：総論 思春期の月経異常．治療，95（11）：1828-1833，2013
3) 蓮尾豊：思春期における性教育とOCの役割．産婦人科治療，101（6）：583-587，2010
4) 「低用量経口避妊薬の使用に関するガイドライン（改訂版）」（日本産科婦人科学会），2005
5) 「産婦人科診療ガイドライン―婦人科外来編2014」（日本産科婦人科学会，日本産婦人科医会/編・監），2014

第2部 女性患者でよく出会う問題を押さえる！

# 4 更年期障害の診断と治療

加藤一朗

- ✓ 更年期に現れる多種多様な症状のなかで，器質的変化に起因しない症状を更年期症状と呼び，日常生活に支障をきたす病態が更年期障害である
- ✓ 原因としてはエストロゲン低下だけではなく，家庭や社会での環境変化もあるため，よく問診をとり，患者の訴えを傾聴することが重要である
- ✓ 治療としては，ホルモン補充療法（HRT），漢方，向精神薬などの薬物療法とカウンセリングなどの非薬物療法がある

更年期女性の約50〜80％が更年期症状を訴えると言われている．多種多様な症状を訴える患者の話を傾聴し，うつ病や甲状腺機能異常などを鑑別しながら，症状にあわせた治療を行えば感謝されること間違いなし！

## 症例

49歳女性，2経産．半年前から月経がなく，動悸，情緒不安，不眠などがあるため更年期障害を心配して一般外来受診．診察室で時間をかけて患者の訴え

を傾聴すると，3カ月前に2人目の息子が大学入学したため，退職したばかりの夫と義母との3人暮らしとなった．義母の介護も大変であるが夫は話を何も聞いてくれず，「それは大変ですね」と共感したところ，診察室で泣き出されてしまった．SSRIと睡眠薬を処方し，定期通院してもらって話を毎回じっくり聞くことで症状は軽快した．

## 1 更年期とは？

更年期は女性の加齢に伴う生殖期から非生殖期への移行期であり，わが国では閉経の前後5年の合計10年間とされている[1]．卵巣の活動性が次第に低下し，ついに月経が永久に停止することを閉経と呼ぶが，月経が停止した時点で閉経を診断することは難しいため，その診断は12カ月以上無月経となって初めて可能である．つまり日本人女性の平均閉経年齢は49.5±3.5歳，中央値は50.54歳であるため[2]，**40～60歳頃が更年期**である．

## 2 更年期障害とは？

この更年期に現れる多種多様な症状のなかで，**器質的変化に起因しない症状を更年期症状と呼び，これらの症状のなかで日常生活に支障をきたす病態が更年期障害**と定義される．更年期症状は，

- 自立神経失調症状：顔のほてり・のぼせ（hot flush），異常発汗，動悸，めまいなど
- 精神神経症状：情緒不安，いらいら，抑うつ気分，不安感，不眠，頭重感など
- その他：腰痛・関節痛などの運動器症状，吐き気・食欲不振などの消化器症状，頻尿・性交障害・外陰部違和感などの泌尿生殖器症状など

に分けられる．症状の原因も加齢に伴う退行性変化（エストロゲンの低下に伴う内分泌学的変化）と個人を取り巻く家庭や社会での環境変化（子どもの独立，親の介護，夫の退職など）などが複雑に関与して発症していると考えられ，各症状は重複して出現することが少なくない．これらの症状の発現頻度には人種間の差を認めることが知られており，日本人女性では肩こり，易疲労感，頭痛，のぼせ，腰痛，発汗が多い．

更年期障害の評価には，患者自身の訴えに基づいた Kupperman 更年期指数が世界的に広く用いられていたが，点数化などにいくつかの問題点があるため現在欧米では使用されていない．そのため，日本産婦人科学会は，評価表としての使用目的を明らかにした表を作成した（**表1**）．これは簡便かつ日本人女性の更年期にみられる症状をカバーしているため，症状の評価に有用である[1]．

## ③ 鑑別診断

各種症状に対して鑑別すべき主な疾患を**表2**に示す．なかでも**うつ病を中心とする気分障害とパニック障害を含む不安障害が多い**ことが知られており，更年期世代の女性における抑うつ症状の有症率は8〜40％と言われているため，常に鑑別疾患として考慮する．また，**甲状腺機能障害は機能亢進症・低下症ともに更年期障害様の症状を呈する**ため特別な注意が必要である[4]．

## ④ 治療

更年期障害に対する治療法には，薬物療法として，ホルモン補充療法（HRT），漢方薬，選択的セロトニン再取り込み阻害薬/セロトニン・ノルアドレナリン再取り込み阻害薬（SSRI/SNRI）を中心とした向精神薬，また非薬物療法としてカウンセリング，各種心理療法などがあり，症状

**表1** 日本人女性の更年期症状評価表

| 症状 | | 症状の程度 | | |
|---|---|---|---|---|
| | | 強 | 弱 | 無 |
| 1 | 顔や上半身がほてる（熱くなる） | | | |
| 2 | 汗をかきやすい | | | |
| 3 | 夜なかなか寝付かれない | | | |
| 4 | 夜眠っても目を覚ましやすい | | | |
| 5 | 興奮しやすく，イライラすることが多い | | | |
| 6 | いつも不安感がある | | | |
| 7 | ささいなことが気になる | | | |
| 8 | くよくよし，ゆううつなことが多い | | | |
| 9 | 無気力で，疲れやすい | | | |
| 10 | 目が疲れる | | | |
| 11 | ものごとが覚えにくかったり，物忘れが多い | | | |
| 12 | めまいがある | | | |
| 13 | 胸がどきどきする | | | |
| 14 | 胸がしめつけられる | | | |
| 15 | 頭が重かったり，頭痛がよくする | | | |
| 16 | 肩や首がこる | | | |
| 17 | 背中や腰が痛む | | | |
| 18 | 手足の節々（関節）の痛みがある | | | |
| 19 | 腰や手足が冷える | | | |
| 20 | 手足（指）がしびれる | | | |
| 21 | 最近音に敏感である | | | |

文献3より引用

の種類・程度により使い分ける．

　世界的に頻用されているHRTは2002年に報告されたWomen's Health Initiative（WHI）中間報告での乳がんリスク上昇による試験の中止により回避される流れもあったが，現在ではエビデンスに基づきより安全なHRTの方法を行うためのHRTガイドラインも作成され[5]，hot flush，発汗，不眠などの自律神経症状が主な症状の場合には，日本においても安全・安心にかつ有効にHRTが施行できるようになっている．

　漢方薬としては，本来はその患者のいわゆる「証」を決定し投薬を行

**表2** 更年期障害の除外診断として考慮すべき主な疾患・病態

| 症状全般 | うつ病・甲状腺機能異常（亢進・低下） |
|---|---|
| 倦怠感・意欲低下 | 肝機能障害・貧血 |
| 動悸 | 貧血 |
| めまい | 貧血・メニエール病 |
| 指のこわばり | 関節リウマチ |
| 頭痛 | 脳腫瘍・薬剤誘発性頭痛 |
| 腰痛 | 椎間板ヘルニア |
| 膝痛 | 変形性膝関節症 |
| hot flush | カルシウム拮抗薬服用 |

う必要があるが，女性3大漢方と呼ばれる「当帰芍薬散」「加味逍遙散」「桂枝茯苓丸」を処方することにより，更年期症状のかなりの部分をカバーできると考えられている．およそに投薬は，

- 当帰芍薬散：比較的体力の低下した人（虚証）の冷え症・貧血傾向・浮腫
- 加味逍遙散：比較的虚弱の人（中間症から虚証）の疲労しやすく，不眠，イライラなどの精神神経症状
- 桂枝茯苓丸：体力中等度もしくはそれ以上の人（実証から中間証）の赤ら顔で下腹部の抵抗や圧痛

を参考に用いられる．

精神神経症状が強い場合には，カウンセリングや向精神薬を考慮するが，抗うつ薬の使用はSSRI，SNRIから開始する．

## 5 更年期障害以外の更年期における注意すべき疾患

エストロゲンの作用はほぼ全身に分布している受容体を介して発現するため，閉経に伴うエストロゲンレベルの低下はエストロゲン受容体をもつ身体各所における変化を生じさせ，更年期障害以外に，**脂質異常症**，**骨粗鬆症**がよく知られている．閉経年齢を超えるとLDL-Cの値は男性よ

りも女性の方が高くなるため，動脈硬化進展に注意が必要である．また，骨粗鬆症の治療が必要な場合には，ビスホスホネート薬，選択的エストロゲン受容体モジュレーター（SERM）を第一選択とする．

## おわりに

　はじめに提示したような症例はよく経験し（実際に筆者の前で泣き出す患者も多い），HRT以外にもさまざまな治療方法があるため試してほしいが，HRTが必要と考えた場合は，ガイドラインに沿って婦人科検診（子宮頸部・体部）も含めて一度産婦人科医にコンサルトも考慮してほしい．

● 文献
1) 「産婦人科診療ガイドライン―婦人科外来編2014」（日本産科婦人科学会，日本産婦人科医会/編・監），2014
2) 望月真人，荒木勤，岩崎寛和，他：日本産科婦人科学会教育・用語委員会報告―「本邦婦人の閉経年齢について」に関する委員会提案理由．日本産科婦人科学会雑誌，47（4）：449-451，1995
3) 日本産科婦人科学会生殖・内分泌委員会：日本人女性の更年期症状評価表．日本産科婦人科学会誌，53：13-14，2001
4) 高松潔，小川真里子：総論更年期障害．治療，95（11）：1890-1896，2013
5) 「ホルモン補充療法ガイドライン2012」（日本産科婦人科学会，日本女性医学学会/編・監），2012

第2部 女性患者でよく出会う問題を押さえる！

# 5 よくみられる乳房の疾患
## 問診と視触診のやり方

萬谷京子

- ✓ プライマリ・ケアでは，問診，視触診，緊急性の判断，検査予定の検討をし，必要に応じて専門医へのコンサルトを行う
- ✓ 乳がんには，触知不能な場合や良性病変のような視触診所見を示す場合もあるが，強く乳がんを疑う所見を呈する場合もある．
- ✓ がんを強く疑う病変の視触診所見は，主にdimpling sign, pointing sign, 可動性不良，皮膚・乳頭・乳輪の変化である

わが国では，1年間に約53,000人の女性が乳がんと診断され[1]，約12,000人の女性が乳がんで亡くなっている[2]．乳がんは，日本人女性において罹患率が最も高いがんで，2008年のデータでは，日本人女性が生涯で乳がんに罹患する確率は14人に1人である[2]．本稿では，プライマリ・ケアの現場を想定しながら，乳房に関する訴えがあったときの対応とともに，乳房疾患の診療と乳がんの見分け方について概説する．

#  症例

次のような訴えの女性が来院されたと想定していただきたい．実際の症例に基づく乳房疾患の具体例である．

> **症例**
> 症例①：30代（喫煙者），右乳輪直下にしこりと痛み
> 症例②：40代，両側乳房C領域に周期的な張りと痛み（来院時は無症状）
> 症例③：10代，右乳房にしこり
> 症例④：40代，左乳房にしこり
> 症例⑤：60代，右乳頭から血性分泌物
> 症例⑥：80代，左乳房が破れて出血
> 症例⑦：40代，右乳房のしこりが急速に増大して痛む

上記の訴えから，どんな疾患が推定されるだろうか？筆者は問診しながら下記のような鑑別診断を考えた（実際の病名には下線を付した）．鑑別診断に必要な問診・視触診のやり方と考えかたをこれから解説していくが，まずはどのような鑑別診断を考え，実際どのような疾患だったかをみていただきたい．症例の経過についても紹介する．

## 1) 症例①：<u>乳輪下膿瘍</u>，乳輪下感染性粉瘤，乳がん

**経過**：乳輪外上部直下皮膚に発赤・腫脹あり．触診すると，発赤部直下にfluctuation（液体貯留を示唆する所見）を触知し，乳輪下膿瘍と診断．傍乳輪切開を行い排膿．膿は細菌培養に提出．膿瘍腔内を生理食塩水で洗浄．シリコン製平型ドレーン留置．広域スペクトラムの抗菌薬3日分投与．翌日には発赤・腫脹・排膿は落ち着いた．膿瘍内を連日水道水で自己洗浄．1週間後には肉芽形成良好．2週間目の受診時には治癒（乳輪下膿瘍の患者には喫煙者が多い）．

## 2) 症例②：<u>乳腺症</u>，乳がん

**経過**：マンモグラフィ両側カテゴリー1，乳房エコー検査にて両側C領域に豹紋様低エコー域あり，両側乳腺症と診断．経過観察とした．

## 3）症例③：線維腺腫，葉状腫瘍，乳腺症，乳がん

経過：CABE領域を占める8.0×7.5 cm大の病変．母親が偶然気づいたもので，増大傾向不明．併存病変なし．針生検で線維腺腫．全身麻酔下に傍乳輪切開で摘出．悪性所見なし．切除断端陰性．経過観察とした．

## 4）症例④：乳がん，良性腫瘍，乳腺症

経過：仰臥位上腕挙上位にて，左4時方向NTD 5.5 cmに2.0×1.6 cm大の表面roughな不整形腫瘤あり．周囲よりわずかに硬く，境界は不明瞭．直上皮膚に異常所見なし．dimpling signなし．pointing signなし（病変を自覚する2カ月前に受診した乳がん検診では異常を指摘されなかった）．マンモグラフィ両側カテゴリー1．乳房エコー検査・造影MRI上，C領域に限局した病変あり，明らかな乳管内進展なし．腋窩リンパ節腫大なし．針生検で浸潤性乳管がん．CT・骨シンチグラフィにて明らかな転移なし．乳房部分切除術・センチネルリンパ節生検施行．術後放射線療法・ホルモン療法施行．

## 5）症例⑤：乳管内乳頭腫，乳がん，乳腺症

経過：単孔性に血性乳頭分泌物あり．press pointは10時方向．腫瘤・硬結は触知せず，マンモグラフィ・乳房エコー検査で異常所見なし．気管支喘息の既往あり造影MRIは施行せず．局所麻酔下にmicrodochectomy施行．摘出標本より，乳管内乳頭腫と判明．

## 6）症例⑥：乳がん（直上皮膚の壊死・腫瘍自壊に伴う出血），乳がんの皮膚露出部からの出血，乳房皮膚損傷による出血

経過：5年以上放置していた11.0×8.2 cm大の乳がん．腫瘍直上の皮膚と腫瘍内部が壊死し，腫瘍内の出血が皮膚外へ出ていた．腫瘍内の血腫と壊死した皮膚に感染あり．大胸筋への浸潤なし．リンパ節転移・遠隔転移認めず．腫瘍内出血はコントロール困難で輸血必要．緊急で乳房切除術施行．術後創感染なし．術後3年明らかな再発なし．

## 7) 症例⑦：乳腺悪性腫瘍（急速な増大），線維腺腫，乳腺炎，膿瘍

**経過**：3.0×2.9 cm大だった腫瘤が約半年で13.0×11.0 cm大に増大．腫瘤と乳房に疼痛あり．腫瘤直上皮膚はややcyanoticになっていた．過去の針生検で線維腺腫と診断．準緊急で摘出手術施行．病理診断はperiductal stromal sarcoma, low grade malignancy．切除断端陰性だったが，1年後局所再発し再手術施行．

## 2 プライマリ・ケアでの診察・診断・治療

　乳房の三大疾患は，乳がん，乳腺症，線維腺腫と言われる．これらの三大疾患に関しては，初診時には問診・視触診を行い，マンモグラフィ・乳房エコー検査を予約し，乳腺診療担当医師の外来診療枠を予約すれば，プライマリ・ケアの責任は果たしたことになる．以後，乳腺診療担当の医師が検査・診断を進め，治療方針を検討する．

　しかし，上記症例①・⑥・⑦のように即日対処が必要な方が受診されることもある．その日のうちに治療を開始する必要がある病態でよくみられるのは，主に感染，出血，腫瘍の急性増大であろう．

　以上をふまえプライマリ・ケアでは，以下のような5点を意識して診察を行っていただきたい．なお，ご自身での判断が難しいときは，下記のいつの時点でも乳腺診療担当医師・乳腺専門医に遠慮なく相談していただきたい．

> **＜プライマリ・ケアでの診察ポイント＞**
> 1) 問診
> 2) 視触診
> 3) 緊急性の判断
> 4) 検査予定の検討
> 5) 専門医へのコンサルト

## 1）問診

問診では以下の事項について確認する．

① **主訴**
② **現病歴**：いつからどのような症状を認めたか．症状に周期性はあるか．経時的変化はあるか．他院で何らかの検査・診断は受けたか．
③ **ホルモン状況**：初経年齢，（閉経前の場合）最終月経，月経周期，閉経年齢，初産年齢，妊娠回数，出産回数，授乳歴，女性ホルモン補充療法歴
④ **既往歴**：他臓器疾患，乳腺疾患，乳房の外傷・手術歴，豊胸術，糖尿病，心疾患，脳疾患，気管支喘息，精神疾患，体内金属留置，輸血歴
⑤ **内服薬**：女性ホルモン剤，抗凝固薬・抗血小板薬など
⑥ **アレルギー**：薬剤（内服薬，注射薬，造影剤など），食物，その他
⑦ **家族歴**：乳がん家族歴，卵巣がん家族歴，その他がん家族歴など
⑧ **生活歴**：喫煙歴，飲酒歴，体重変化
⑨ **検診歴**：有無，検査内容と所見，最終施行時期とその結果

## 2）視触診

視触診での進め方，および範囲を紹介したあと，具体的な視診・触診のポイントを解説する．

### ❶ 自覚症状がある場合の視触診の進め方

1. 患者が異常を感じている部位を確認
2. 乳房の左右差を観察
3. 患者が異常を感じていない側の乳房を触診 → 乳頭分泌物確認
4. 患者が異常を感じている側の乳房を触診 → 乳頭分泌物確認
5. 体表リンパ節触診（両側腋窩，頸部，鎖骨上窩）

上記診察は，理想的には以下の4つの体位・肢位で行う（**図1**）．
A．座位で上腕挙上位
B．座位で手腰位
C．仰臥位で上腕挙上位

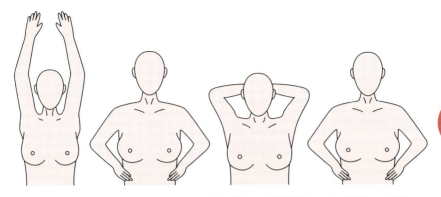

A）座位での上腕挙上位　B）座位での手腰位　C）仰臥位での上腕挙上位　D）仰臥位での手腰位

**図1** 診察における体位，肢位

D．仰臥位で手腰位

A，B，C，Dそれぞれの体位・肢位で，乳房・腋窩の緊張・弛緩・屈曲する部位が異なるため，どの体位も重要であるが，下垂乳房の場合はA，Bの体位では観察が難しい場合がある．少なくともC，Dでの診察は行う．

❷ 視触診の範囲

乳房は，多くの場合両側1対で存在し，乳腺組織は，頭側は鎖骨下縁部まで，尾側は乳房下線よりも1横指程度尾側まで，内側は胸骨外縁（または正中）まで，外側は側胸部まで，外上方は腋窩部まで存在している可能性があるので，この範囲（図2）を診察する．また，両側腋窩から鼠径部までのmilk line（図3）に副乳・副乳頭を認める場合がある（副乳にも，病変が発生することがある）．体表のリンパ節としては，両側腋窩，鎖骨上窩，頸部を診察する．

❸ 視診におけるチェックポイント

・**乳房の形状**：大きさ，膨隆，突出，陥凹など
・**乳房の皮膚**：色素沈着，発赤，腫脹，浮腫，硬化，びらん，潰瘍，結節性病変，出血，滲出，萎縮，ひきつれ，皮下の血管の怒張，皮下血

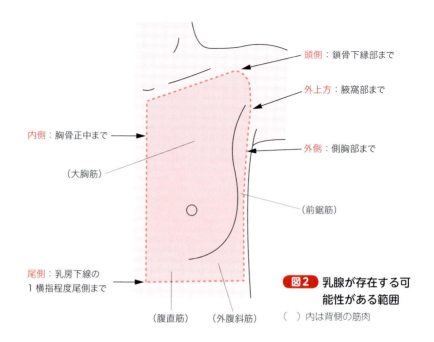

図2 乳腺が存在する可能性がある範囲

（　）内は背側の筋肉

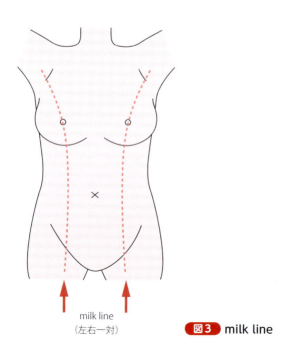

図3 milk line

腫，湿疹，手術瘢痕など
- **乳頭**：色素沈着，びらん，陥凹，陥没，変形，がんの直接浸潤による変形，がんの直接浸潤による消失，pointing sign（後述）
- **乳頭分泌物**：単孔性 or 多孔性，分泌乳管孔の位置，性状（水様，漿液性，血性，乳汁様，膿性，粘性，褐色，黒褐色など）（分泌物は細胞診に提出する）
- **腋窩，鎖骨上窩，頸部**：腫大リンパ節，発赤，腫脹，びらん，腫瘤，皮膚のひきつれなど
- **上肢**：リンパ浮腫，知覚障害，運動障害など

❹ 触診の仕方

● 乳房全体をスクリーニングするとき

**指腹法**（図4）：両手を「八」の字をなすように第1～3指端を向かい合わせ，第2～4指のDIP関節以遠の指腹を，末梢側から乳頭に向かうように，乳房を軽度に圧迫しながら左右の手を交互に滑らせて，乳腺組織の中に周囲と比較して硬さの異なる部位があるか探す．乳房の硬さ，病変の硬さはさまざまである．乳腺を圧迫する圧は，強すぎず弱すぎず，大胸筋表面の滑らかさと筋肉の柔らかさを指で感じられるような圧にすると，その腹側の硬さに気づきやすい．柔らかい病変は，強い圧の触診では見つけるのが難しい．乳腺組織の中に周囲と比較して硬さの異なる部位を探す．見落としのないように，まんべんなく触診をする．

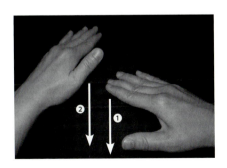

**図4** 指腹法

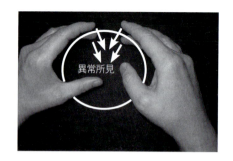
図5 指先交互法

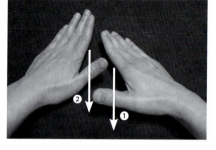
図6 平手法

- 腫瘤や硬結の詳細を精査するとき

  **指先交互法**（図5）：両手を「八」の字をなすように第1～3指端を向かい合わせ，左右の第2～4指のDIP関節以遠の指腹を交互に動かし，異常所見部位を精査する方法である．dimpling sign（後述）も確認する．

- 乳腺症が疑われる腫瘤を認めるとき

  **平手法**（図6）：両手を「八」の字をなすように第1～3指端を向かい合わせ，第2～5指全体を**そろえた状態**で，第2～5指と手掌の尺側で乳房を軽度に圧迫しながら左右の手を交互に滑らせる．乳腺症が疑われる腫瘤を認めるときに，König徴候※の確認のために行う．

- 乳頭・乳輪直下

  第2，3指のDIP関節以遠の指腹で，乳頭・乳輪直下の組織を軽く圧迫しながら異常所見の有無を探る．乳頭分泌物は，乳輪部をゆっくり圧迫したり（図7A），乳輪基部を軽くしぼる（図7B）といずれかの乳管から排出されるのが観察できる場合がある．腫瘤を触知しない場合でも，乳頭分泌物が血性，漿液性，片側性，単孔性，50歳以上[3]，分泌物のCEA濃度が400 ng/mL以上[4]である症例では，**乳がんが存在する可能性を考慮し検査**を進める．

---

※ **König徴候**：つまむように持つと腫瘤状に触れるが，平手法で乳腺表面を圧迫すると，腫瘤としては触知できなくなる所見．

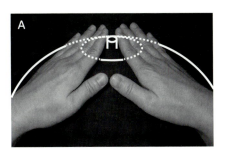
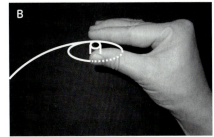

**図7** 乳頭分泌物の確認

● 腋窩リンパ節

　座位であれ仰臥位であれ，肘関節を屈曲した体位で，腋窩の頭側端に第2～4指のDIP関節以遠の指腹を挿入し，肋骨・肋間筋を触知するような圧をかけながら，前-後方向に指を滑らせつつ，尾側へ向かって触診を続ける（**図8**）．腫大したリンパ節を触知したら，そのサイズ，可動性，周囲組織との癒着を確認する．

### ❺ 触診の異常所見を記述するポイント

● 腫瘤・硬結

・詳細を観察・計測する場合，計測の前提となる体位，肢位も併記する

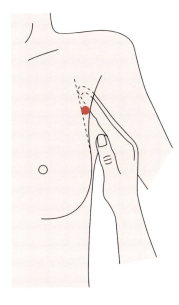

**図8** 腋窩リンパ節の触診

・部位（**図9**）：ABCC'DEE'での表記，時計の文字盤のような表記

・乳頭中心から腫瘤・硬結の辺縁までの最短距離（nipple-tumor distance：NTD）（**図10**）

・腫瘤：大きさ（長径×短径，小数点以下1桁まで，cm単位で），形状（円形，楕円形，粗大分葉形，多角形，不整形など），境界（明瞭，不

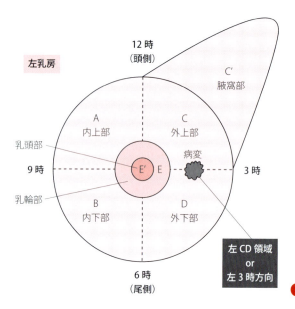

図9　乳房の部位の表記法

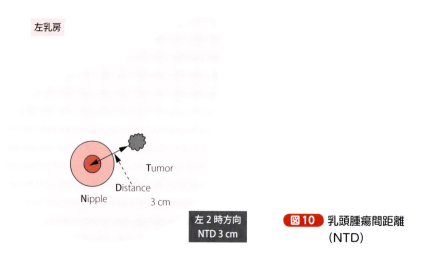

図10　乳頭腫瘍間距離（NTD）

明瞭），硬さ（軟，弾性軟，弾性硬，脂肪腫様など），表面の性状（平滑，粗，大小不同の顆粒集簇様，粗大結節集簇様），可動性（大胸筋，前鋸筋への固定），皮膚の所見，dimpling sign（後述）

- 乳頭分泌物
- ・片側性か，両側性か
- ・単孔性か，多孔性か
- ・分泌物の性状：無色透明，漿液性，乳汁様，黄白色，褐色，黒褐色，血性，粘性など
- ・press point：乳房の特定の部位を圧迫するときに分泌物が排出されやすくなる場合，その部位を「press point」として記述する．
- リンパ節
- ・部位：左右，腋窩，鎖骨上窩，頸部，その他
- ・個数，大きさ，硬さ，リンパ節同士の癒合，周囲組織への固定など

　上記の問診・視触診を行って，緊急性があると判断した場合は，紹介した症例のように，病態に応じた治療を開始する．

　緊急または準緊急の手術が必要な可能性を感じた場合，乳腺診療担当の外科医師にすみやかに相談していただきたい．

　緊急性がない症例であっても，有症状であれば精査の対象と考えていただきたい．少なくとも，マンモグラフィ，乳房エコー検査は行う．それらの所見を鑑みて，必要時は造影MRI検査，組織学的検索を進めていき，治療方針を検討する．

　なお，検査を予定するにあたり，閉経前女性の場合，月経前は乳房の充血・浮腫が起きるため，乳房の視触診・エコー検査は月経終了後～次の排卵前頃の方が微細な変化を検出しやすい場合があり，乳房造影MRI検査は月経5～12日目が推奨される[5]（ただし，個人差あり）．

## 3 乳がんかどうかの見分け方

　乳がんは，乳腺組織で発生し乳腺内で増殖し，腫瘤を形成する場合もあるが，乳管の構築に明らかな変化をきたさずに乳管内で広がって，**腫瘤を形成しない場合もある**．

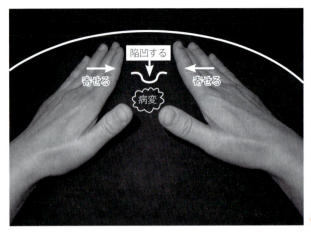

**図11** dimpling sign

　浸潤性の病変の場合は，基底膜を越えて周囲組織に浸潤する．血管・リンパ管に浸潤した場合はリンパ節や遠隔臓器に転移する可能性がある．増殖・浸潤の仕方が，形状・硬さ・表面・境界の所見に現れる．形状整（円形，楕円形）で柔らかく，表面平滑で境界明瞭の可動性良好な腫瘤を形成する乳がんもあるが，以下の所見を認める場合は，乳がんの可能性が高い．

❶ dimpling sign（図11）
　乳がん（と考えられる病変）の直上に向かって，周囲の皮膚〜乳腺組織を寄せると，腫瘍直上の皮膚が陥凹する所見である．クーパー靱帯に乳がんが浸潤した場合にみられる．座位で前傾するときに，明瞭化することもある（嚢胞や脂肪壊死などでもみられる）．

❷ pointing sign（図12）
　乳頭先端が乳がんのある方向を向く所見．

❸ 可動性不良，胸壁固定
　乳がんが，大胸筋以深に浸潤している場合，可動性不良となる．

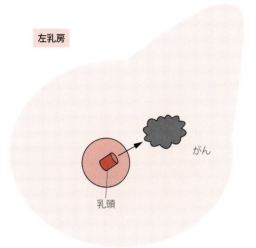

図12 pointing sign

❹ 皮膚・乳頭・乳輪の変化

　乳がんの浸潤により，発赤・色素沈着・浮腫・びらん・潰瘍，陥凹，皮膚欠損，乳頭・乳輪消失などをきたすことがある．

　上記所見は，多くの場合乳がんの周囲組織への浸潤を背景として生じるが，良性疾患で認める可能性もあるので，**患者への病名告知は病理組織学的所見を確認後に行う**．

 ## おわりに

　プライマリ・ケアで乳房の診察をする場合の要点などについて述べた．ご自身での判断が難しい場合は，乳腺専門医に遠慮なくコンサルトしていただきたい．近くに相談しやすい方がいらっしゃらなければ当方にご連絡ください．ご一緒に早期診断・早期治療を目指しましょう．

● 文献

1) Matsuda, A., et al. Cancer Incidence and Incidence Rates in Japan in 2007：A Study of 21 Population-based Cancer Registries for the Monitoring of Cancer Incidence in Japan (MCIJ) Project. Japanese Clin Oncol, 43：328-336, 2013
2) 「人口動態統計」(厚生労働省大臣官房統計情報部/編)
3) Leis, H.P.：Management of nipple discharge. World J Surg, 13：736-742, 1989
4) 森 武貞, 他：乳頭分泌液中のCEA測定キット (MS-1002) による乳癌診断能の検討. 乳癌の臨床, 4：99-103, 1989
5) Kuhl, C.K., et al.：Healthy premonoposal breast parenchyma in dynamic contrast-enhanced MR imaging of the breast：normal contrast medium enhancement and cyclical-phase dependency. Radiology, 203：137-144, 1997
6) 鈴木昭彦, 他：乳がん検診における超音波診断の役割. 総合健診, 41：315-321, 2014

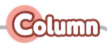

## 検診について

　わが国で, 健康増進法(平成14年法律第103号)第19条の2に基づく健康増進事業として市町村が実施している乳がん検診は, 対象者は40歳以上, 受診間隔は2年に1回, 検査項目は問診, 視診, 触診, マンモグラフィとされている. 検診受診率は50％が目標とされているが, 2010年統計(2009年, 2010年の受診合計)で, 住民検診レベルでの乳がん検診受診率は全国平均22.86％と推計されている[6]. マンモグラフィを用いた乳がん検診は, 40代女性において感度・特異度が低いものの, 2010年5月に日本乳癌検診学会は40代へのマンモグラフィ検診は当面の周推奨されるとの見解を表明している[6]. 日本人女性を対象とする乳がん検診の方法とその有用性については, 検証が重ねられている.

## 第3部

# 女性の診察に自信をもとう！

第3部 女性の診察に自信をもとう！

# 1 医療面接の「聞きにくい」「話しにくい」をなくそう！

中山明子

- ☑ デリカシーをもって対応する
- ☑ 相手がsexually activeや異性愛者であると決めつけない
- ☑ タイミングを大切にして医療のプロとして毅然とした態度で病歴聴取を行う

　女性の月経歴，性交歴を聞く方法は系統的に習ったり，練習したりすることがとても少なく，自信をもって話が聞けるという先生方は少ないのではないだろうか．腹痛で受診した十代の女の子に性行為感染症（STI）が鑑別に浮かんだとき，母親が一緒に受診してきていて，月経やセックスについて聞きづらかった経験はないだろうか．筆者自身も本で読んだり，上級医のやり方を聞いたり，盗んだりしながら試行錯誤をしてきた．本稿がより上手く，違和感なく患者の情報を収集するために，言葉を使い分けられる助けとなれば幸いである．

## プライバシーの保てる環境設定

　まずは患者が安心して話ができるような環境の準備からである．女性医師の方が月経歴や性交渉についての質問をするときの敷居はどちらかと言えば低い場合が多いが，女性医師であっても男性医師であってもラポールを形成し，**より話しやすい雰囲気づくり**を行う必要がある．例えば個室などのプライバシーが保たれる環境設定をすることが重要となってくる．また，タイミングを大事にし，"空気を読みながら"医療のプロとして毅然とした態度をとることが必要である．

　筆者は，救急外来などでカーテン越しに他人の声が聞こえてくるような場面では聞けないと判断したとき，あるいは家族がぴったりついていて聞きづらいときは，腹部エコー室に患者が検査に行ったときについて行き，密室で患者のプライバシーが保てる環境を確保したうえで話をしたこともある．話の内容も，「風俗で○○をしています」などと思いもよらぬことを言われて"ぎょっ"としたりすることはときどきあるが，できるだけ表情に出さないように努力している．男性医師の場合はより一層の配慮をしたい．

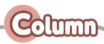

### 女性患者の診察を手伝う『シャペロン』

　『シャペロン』という言葉はご存知でしょうか？ フランス語で，若い未婚女性の社交界へのデビューに際し，行儀作法を指導する年配の既婚女性のことを意味します．それが転じて，『男性医師が女性患者を診察するときに医師に付き添う人』を示す言葉として使われることがあります．つまり付き添ってもらう女性スタッフを『シャペロン』と言います．

**表1　月経歴のとり方**

| 項目 | 注意点など |
|---|---|
| 初経，閉経 | ○歳 |
| 月経周期※ | ○～△日型，順・不順 |
| 月経持続日数 | ○日間 |
| 最終月経 | ただし，最終月経だけでなく数カ月前までさかのぼる |
| 月経量 | 多い・普通・少ない |
| 月経随伴症状 | 仕事・学校を休む程度か？ 鎮痛薬の使用は？ |

※月経が始まった日から数えて次の月経が始まる日までが「1周期」．

## 病歴聴取時の前置き・具体的な注意点

月経，妊娠・出産，性交歴などを話すのは，女性にとっては快く言い出せないことがある．病歴聴取の普遍性や重要性を前置きすることが大事になる．

#### ＜前置きの例＞

- 「女性の患者さんには皆さんにお聞きしているのですが…」
- 「腹痛があるとのことで，診断していくのに大事なことなのですが…」

### 1）月経歴

月経に関して，詳細に聞いたことがあるだろうか．産婦人科外来では事前に問診票のなかに組み込まれていることが多いのだが，腹痛などの場合は病歴聴取中に聞いていかなければいけない．必要になる情報（**表1**）を頭に思い浮かべておく必要がある．

#### ＜質問例＞

- 「最後の生理が始まった日はいつですか？」（月経開始日を聞く）※
- 「生理痛はありますか？」
- 「生理は順調ですか？ 生理不順はありますか？」

※最終月経だけでなく可能なら数カ月前までさかのぼる（月経周期などの確認にも役立つため）．

## 2) 妊娠・出産歴

　「女性をみれば妊娠と思え」と聞いたことがあるのは筆者だけではないと思う．**妊娠は月経中だからない，ということはない**．排卵は次の月経開始日の2週間前に起こる．つまり月経周期が短ければ，月経中にも妊娠しうる．

　妊娠・出産歴を聞いて，子どもが小さい場合には授乳中ではないかを確かめる必要がある．授乳中かどうかは薬剤選択にかかわってくるし，ときどき「授乳中」と言い忘れる患者がいる．

## 3) 性交歴

　性交歴では"5Ps"（Partners, Practices, Protection from STIs, Past history of STIs, Prevention of pregnancy）を確認する（**表2**）．

　性交歴について聞かれることを快く思わない患者も多くいる．前述のラポール形成やプライバシーの保護には特に気をつけて，**sexually active，異性愛者だと決めつけずに聞くことが大事である**．また，年齢によっても対応が異なる．以下，年代ごとの聞き方について紹介する．

### ❶ 思春期

　思春期の女性にとって，性交歴は特に敏感な問題であり，また**親と離して聞く必要がある**．診察中に一緒についてきた親を「お腹の診察をするので，お母さんは診察中は外で待っていていただけますか」と説明のうえ，患者と2人になって「大事な話なんだけど，今までセックスしたことある？」と性交歴を聞き始めることが筆者は多い．患者情報の守秘義務を守りながら，必要ならば「お母さんに○○のこと，この後話して検査してもいい？」と了解をとってから，親には説明する．患者の精神発達のレベルをみながら表現を使い分けることが大事である．

　なお，筆者の経験では，思春期の年代の患者には『性交渉』という言葉は伝わりにくいため『セックス』『エッチ』という言葉を使うことが多い．『避妊』という言葉がわかりにくいことがあるため「セックスのときはコンドームを使用している？　ピルとか飲んでる？」と尋ねたりする．

**表2** 性交歴のとり方 "5Ps"

| | |
|---|---|
| Partners | ・過去，現在のセックスパートナーの数<br>・コンドームの使用<br>・パートナーのリスクファクター<br><br>＜質問例＞<br>「セックスの経験はありますか？」<br>「現在セックスのパートナーはいますか？」<br>「パートナーは特定の人ですか？」<br>「パートナーは男性ですか？ 女性ですか？ それとも両方ですか？」<br>「ここ数カ月で何人のセックスのパートナーがいましたか？」<br>※もし今セックスのパートナーがいなくても，性交歴を聴取することは重要です |
| Practices | ・もし過去12カ月にセックスパートナーがいたり，ほかのセックスパートナーをもつ人とセックスをしたりしている場合には，性交の内容やコンドームの使用を確認すべき．<br>・性交の内容を聞くことで，患者のリスクやリスク回避方法，検査の必要性を検討する材料となり，どの部分のSTI検査の検体をとるかの特定に役立つ．<br><br>＜質問例＞<br>「性感染症の可能性について考えたいので，過去1年のセックスについて聞かせてほしい．性器同士（ペニスと腟）のセックスですか？」<br>「アナルセックス（ペニスを肛門に入れる）を行っていますか？」<br>「オーラルセックス（ペニス，腟，肛門を口に含む）を行っていますか？」 |
| Protection from STIs | 過去1年以上，同じパートナー同士のみのセックスであればリスクを減らすためのカウンセリングは必要ない．ほかの場合は，自制や，1対1のパートナー，コンドームの使用，自分や相手のSTIリスクについて話をする必要が出てくる．<br><br>＜質問例＞<br>「性感染症予防として何かしていますか？（もししていないなら）なぜしないのですか？」<br>「毎回，性感染症予防をしていますか？」 |
| Past history of STIs | STIの既往はSTIリスクが高い．<br><br>＜質問例＞<br>「性感染症と診断されたことはありますか？（もしあるなら）いつ？ どのように治療されましたか？」<br>「HIVの検査を受けたことがありますか？ ほかの性感染症の検査はありますか？ 検査を受けたいですか？」<br>「現在のパートナーや過去のパートナーが性感染症と診断されたことはありますか？ あなたは同じ検査を受けましたか？」 |
| Prevention of pregnancy | 妊娠のリスクを見積るために必要．<br><br>＜質問例＞<br>「今現在，妊娠をしたいと思っていますか？」<br>「避妊や計画妊娠のために何かしていますか？」 |

文献1より作成

> ● sex に対する呼び名（例）：
> 性交渉，性行為，セックス，エッチ，夫婦生活，夜の生活

### ❷ 性成熟期

性成熟期の年代の女性に性交歴を聞くときに sexually active，異性愛者だと決めつけないことが大事である．

### ❸ 更年期以降

更年期以降の患者に対しても基本的に聞くことは同じだが，更年期だから **sexually active ではないと決めつけない**ことが大事である．

性交時痛などを上手く相談できないのもこの年代である．「夜，旦那が求めてくるんですけど，するとき痛くて．旦那がちょっと欲求不満そうなんです」と相談を受けたこともある．萎縮性膣炎による性交時痛が疑われたため，この患者には潤滑ゼリーの使用をお勧めしたが，たとえ70歳代だからといって性行為がないという決めつけをしないことが重要である．

この年代でもう1つの課題はSTIに対するスティグマである．「淋菌」「梅毒」などという言葉に，卑猥で汚らわしいイメージを感じることもある．「若年ではないからSTIは考えにくい」という思い込みに陥らないこと，また言葉遣いや説明に気をつけることが重要である．

## 4) 妊娠反応検査について

必要だと思えば，妊娠反応検査を行う説明をしなければいけない．異所性妊娠が疑われれば妊娠反応検査は保険適用であり，正常妊娠での妊娠反応検査は保険外で自費となる．それも合わせて説明が必要である．

妊娠を疑った場合は，きちんとその理由を添えて，妊娠反応検査をお勧めしたい．

● 文献

1) Centers for Disease Control and Prevention：
  http://www.cdc.gov/std/treatment/SexualHistory.pdf
   → 性交歴をとる方法としてはUpToDateにも本文献が引用されています．

# 2 妊娠反応検査
## いつ判断できるか，どう判断するか

寺岡英美

- ☑ いわゆる妊娠反応について原理を知る
- ☑ 正常妊娠経過と妊娠反応の関係を知る
- ☑ 妊娠反応の限界と注意点を理解する

女性の腹痛診療において「妊娠反応」検査を行うのは，「妊娠を疑うとき」以外の何時でもない．本稿では「妊娠反応」検査の概要を解説する．

## 1 hCGとは

「妊娠反応」検査とは通常「(尿中) hCG定性」検査すなわち，ある一定量の尿中hCGの有無を検出する迅速検査（または検査キット）を指す（本稿では妊娠反応検査＝尿中hCG検査とする）．妊娠の有無の同定に頻用され，市販もされている．

hCG (human chorionic gonadotropin：ヒト絨毛性ゴナドトロピン) は，胎盤の合胞体栄養膜細胞から産生される糖蛋白ホルモンで，α・β

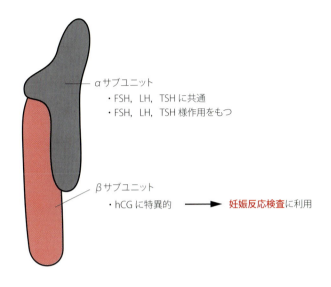

**図1** hCGの構造
FSH：卵胞刺激ホルモン，LH：黄体形成ホルモン，TSH：甲状腺刺激ホルモン
文献1を参考に作成

のサブユニットからなる（**図1**）．このうちβサブユニットはhCGに特異的で，血中および尿中で検出される．このβサブユニットを検出するのが「妊娠反応」検査である[1]．

## 2 検査キットについて

　医療用としては，2015年1月現在14種類ほど販売されている．代表的なものを（**表1**）に示す．多くの検査キットが，25 mIU/mL〜50万（〜300万）mIU/mL程度の範囲のhCGを検出することができる[2]．
　異常妊娠，絨毛性疾患の診断・管理目的で保険適用となる〔平成26年

度診療報酬改訂後：検査料55点，判断料144点（生化学的検査（Ⅱ）判断料として）］．**通常の妊娠判定は保険適用外**となるので，患者への説明の際などで注意する．

### 表1 検査キット（一例）

| 商品名・販売元 | 写真・イラスト 操作方法 | 測定方法 | 測定範囲 (mIU/mL) | 測定時間 |
|---|---|---|---|---|
| チェックワンファスト※ （アラクス） | チェックスティックに検体をかける．または浸す | 金コロイド免疫クロマトグラフィー法 | 25～300万 | 1分 |
| hCGテスト「KMX」（協和メデックス） | チェックスティックに検体を浸ける | 金コロイド免疫クロマトグラフィー法 | 25～300万 | 2分 |
| プライムチェックHCG （アルフレッサファーマ） | テストプレートに検体を滴下 | 金コロイド免疫クロマトグラフィー | 20～100万 | 5分 |
| ゴナスティックW （持田製薬） | テストストリップを検体に浸す | 色素ラテックス粒子免疫クロマトグラフィー法 | 25～ | 3分 |
| クリアビューEASY HCG （アリーアメディカル） | テストスティックに検体を添加 | 色素ラテックス粒子免疫クロマトグラフィー法 | 25～50万 | 3分 |
| HCGテストパック・プラスOBC （三和化学研究所） | ディスクの注入口に検体を滴下 | 金コロイド免疫クロマトグラフィー法 | 25～ | 5分 |

※薬局でのみ販売可能な一般向け製品．
文献2，各種添付文書，メーカーサイトより

## 3 hCGと妊娠週数

　hCGは排卵1週間頃（妊娠3週頃）から血中に検出可能となり8〜10週で最高値，20週以降に底値となり分娩までその値を維持する（**図2**)[1〜3]．尿中検査キットで検出可能となるのは，妊娠週数でいうと4週頃からである．

　確認のため，最終月経・妊娠週数・正常妊娠におけるエコー所見との関連について**図3**に示しておく．

　初診時の妊娠週数は，中期以降まで未受診であった場合などを除き，通常最終月経から推定することが多いが，月経周期の長さ・規則性には個人差があり最終月経から推定する妊娠週数は必ずしも正確ではないことがある．また，尿中hCG濃度は個人差が大きく，検出感度ぎりぎりで

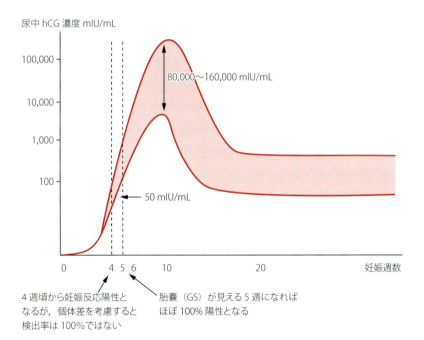

**図2** 尿中hCG濃度と妊娠週数
文献1〜3を参考に作成

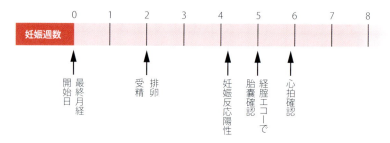

**図3** 妊娠週数と各所見との関連
月経周期が28日周期の場合．
文献4を参考に作成

　ある妊娠4週前後の時期（「予定月経が発来しない」時期）においては，「妊娠反応」検査による妊娠の診断の精度は高いとは言えない[5]．

　しかし，妊娠が成立していれば（異所性妊娠の場合も含め）血中・尿中hCGは急増していくため，例えば経腟エコーで子宮内にGS（gestational sac：胎嚢）が確認される**妊娠5週には，妊娠反応はほぼ100％近く陽性となる**．

## 4 「妊娠反応」の偽陰性・偽陽性

　尿中hCG検査キットは，25（～50）mIU/mL以上の尿中hCG検出については，感度・特異度ともにほぼ100％近いと考えられる．しかし，「妊娠の有無の検出」という視点に立つ場合，偽陰性・偽陽性が考えられる（**表2**）[1)2)6)]．

ココが**ポイント**

　hCG検出に関する感度・特異度はほぼ100％．しかし，妊娠の有無を100％判別するわけではない．

**表2** 妊娠反応の偽陰性・偽陽性

| 妊娠反応検査（尿中hCG定性検査） | | |
|---|---|---|
| ＝25 mIU/mL以上の尿中hCGを検出<br>製品により異なるが，50万mIU/mL程度以上から検査キットの検出感度が低下 | | |
| 偽陰性 | 尿中hCG量が少ない<br>・妊娠初期<br>・希釈尿<br>尿中hCG量が過量<br>・絨毛がんなど | |
| 偽陽性 | 正常妊娠以外の機序でのhCG産生<br>・着床直後の流産<br>・異所性妊娠<br>・hCG産生腫瘍<br>・下垂体性のhCG産生<br>・hCG・hCG類似物質を含む薬剤投与 | |

文献1, 2, 6より

## 5 救急外来における妊娠の事前確率はどれくらいか？

　救急外来における妊娠の事前確率はどのくらいかということについて，参考資料[7]に詳述されているため紹介する．国外の調査であるが，救急外来において「（患者本人に）認識されていない」妊娠は6.3％あり，腹部・骨盤の自覚症状がある場合は13％になるという．また，妊娠検査を求めて受診する10代女性の妊娠率は36％であった．

　「妊娠の可能性の有無」についての患者自身の判断根拠となるものに，①性交渉の有無，②月経の有無，③避妊の有無の3つがありうると考えられる．

　①については時期が適切であれば確実な根拠となりうるかもしれない．②については，着床出血を月経と勘違いする可能性があり，月経周期が不順な場合は不明確となる．③については避妊法によって大きく違いが生じる．参考までに各種避妊法における，妊娠率について米国のデータであるが掲載する（**表3**）[8]．

　月経歴，避妊の有無など的確な問診が必要である．

**表3** 各種避妊法における妊娠率

| 避妊方法 | 理想的な使用 | 一般的な使用 |
| --- | --- | --- |
| 無避妊 | 85 | 85 |
| 腟外射精 | 4 | 22 |
| コンドーム（男性用） | 2 | 18 |
| コンドーム（女性用） | 5 | 21 |
| ピル | 0.1 | 5 |
| 子宮内避妊具（IUS） | 0.2 | 0.2 |
| 避妊手術（女性） | 0.5 | 0.5 |
| 避妊手術（男性） | 0.15 | 0.15 |
| 緊急避妊モーニングアフターピル | 1.34（LNG法の場合） | |

文献8より

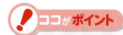

的確な問診が重要.

##  異所性妊娠と「妊娠反応」検査

　女性の腹痛診療において「異所性妊娠」の除外は重要なポイントである．異所性妊娠についての詳細は他稿に譲るが，女性患者の妊娠を疑い「妊娠反応」が陽性であった場合には**「異所性妊娠」の除外が重要**である．エコー検査で子宮内に明らかなGSが検出されれば正常妊娠の確定診断となるが，そうでない場合，またpseudo GS（胎嚢に類似した構造）であった場合などは異所性妊娠の可能性があり慎重な対応を要する．なお異所性妊娠の破裂の好発時期は，着床部位により多様であるが，おおむね最終月経後40〜50日前後と言われており，正常妊娠であればGSがはっきり見える時期である[10) 11)]．「妊娠反応」陽性の時点から，産婦人科との連携を開始することが重要であると考える．

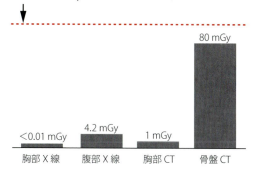

**図4** 妊娠中のX線曝露と胎児への影響

文献10より

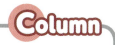

### 妊娠中のX線被曝について

　非産婦人科領域で，妊娠の有無を確認する必要性が生じる状況の1つに，「妊娠中であれば検査・薬剤投与の選択肢が変化するから」ということがある．

　妊娠中の薬剤については3部-4に譲るが，ここで簡単に妊娠中のX線撮影と胎児への影響について**図4**に示す[9]．胎児毒性を生じる被曝量のしきい値は全妊娠期間を通じて100 mGyである（「確定的影響」の場合）．また「確率的影響」については，10 mGyで小児がんの発生率が0.1％増加する．

　「10 days rule」というものがある．妊娠初期・妊娠可能な期間を避けるため，放射線を使った検査は，月経開始から10日以内に行うべきという考え方である．しかし，このルールは上記のことを考慮すると根拠がなく現在は用いられない．

　わが国では，歴史的背景・原発事故の影響もあり**妊娠中の被曝についての患者の不安が，医療従事者の予想以上に強いことがある**[9]．胎児への確定的，および確率的影響に関するデータを加味しつつ，検査の必要性・患者の心情のバランスをとりながら方針を決定することが望まれる．

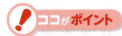

妊娠反応陽性だった場合のマネジメントが重要.

## まとめ

　「妊娠反応」検査は簡便で，かつ感度・特異度の高い検査である．患者の妊娠週数を考慮しながら，「何のために検査するのか」，「検査後のマネジメントをどうするのか」ということを念頭におきつつ適切に使用することが望ましい．

● 文献

1) 伊東宏晃：ヒト絨毛性ゴナドトロピン（hCG）・妊娠反応．「病気が見える vol.10 産科第2版」，メディックメディア，2009
2) 渋谷雪子，他：ヒト絨毛性ゴナドトロピンの臨床的意義と測定における問題点．神戸常磐大学紀要（1884-5487），3号：11-27，2011
3) Johnson, S. R., et al.：Levels of urinary human chorionic gonadotrophin (hCG) following conception and variability of menstrual cycle length in a cohort of women attempting to conceive. Curr Med Res Opin, 25：741-748, 2009
4) 伊東宏晃：発生週数と妊娠週数．「病気が見える vol.10 産科第2版」，メディックメディア，2009
5) Cole, L. A., et al.：Accuracy of home pregnancy tests at the time of missed menses. Am J Obstet Gynecol, 190：100-105, 2004
6) Clinical manifestations and diagnosis of early pregnancy. UpToDate, 2014
7) 「JAMA版 論理的診察の技術 第1版」（竹本毅/訳），第42章 この患者は妊娠しているか？ 日経BP社，2010
8) Trussell, J.：Contraceptive failure in the United States. Contraception, 83：397-404, 2011
9) Pregnancy and medical radiation. Ann ICRP, 30：iii-viii, 1-43, 2000
10) 藤下晃：子宮外妊娠の取り扱い―診断上の留意点―．日本産婦人科学会誌，51：N265-N268, 1999
11) 鈴木隆弘，他：妊娠初期流産と子宮外妊娠の鑑別．産科と婦人科，39：1303-1307, 2007

第3部 女性の診察に自信をもとう！

# 自信がつく！
# 内診のやり方とコツ
## 女性患者の不安や不快を減らすために

堤（滝沢）美代子

> 非産婦人科医が婦人科診察（内診）をする際，
> 気をつけると役に立つちょっとしたコツ
>
> ☑ これは女性患者さんに限ったことではないが，病歴聴取中，診察中の患者さんのわずかな表情の変化，感情の変化を見逃さない繊細さが必要．
> 特に，妊娠，性行為感染症（STI）などは話しにくく微妙な問題なので，患者さんの感情を読みとり，コミュニケーションが上手くとれるように日々精進しよう．
>
> ☑ 自分のおかれている状況を確認する：
> →産婦人科医がいる施設か，いない施設か
> →上司や近隣の産婦人科医，地域が，非産婦人科医が婦人科診察（内診）をすることに反対か，賛成してくれているか．自分のおかれている状況によって，柔軟に対応しよう．
>
> ☑ 手技に慣れよう．ビクビクしながら婦人科診察に挑むと患者さんに医師自身の自信のなさが伝わり，内診自体で不安になっている患者さんをさらに不安にさせてしまう．十分トレーニングし手技に習熟したら，毅然とした態度で行ってほしい．

産婦人科専門医でない，研修医，もしくは，内科医，救急医の皆さんが婦人科診察（内診）を必要とするのは，総合外来や救急外来もしくは病棟で，女性の腹痛やおりもの（帯下）の異常，不正性器出血を訴える患者さんを診るときなどだろうか．

　特に，女性の急性腹症で，嘔気嘔吐，下痢などがなく，胃腸炎が否定的である場合，**内診から得られる情報は**性交歴，帯下，月経歴などの病歴同様に**非常に有用である**．それにもかかわらず，内診の遅れにより診断と治療開始が遅れたり，内科受診後，外科コンサルトを経て，婦人科コンサルト，それから婦人科診察となるような患者さんのたらい回しといった状況を目にすることは少なくない．

　日本で，もっと総合診療医，救急医，家庭医などプライマリ・ケア医が婦人科診察（内診）に積極的にかかわることが当たり前になる日が早く来ることを願って本稿を担当させていただいた．

## 症例

　25歳女性，会社員．10日前からの腹痛で受診．発熱もあるが最高で37.4℃の微熱である．痛みは右臍部から始まった．嘔気は多少あるが，嘔吐，下痢などはない．

　歩行などの振動が腹部に響く．sick contactもない．身体診察上，バイタルは安定しており，腹部蠕動音は正常，右下腹部に圧痛があり，McBurney点の圧痛陽性，腹壁反跳痛，硬直はない．血液検査の結果はWBC 7,700/μL，CRP 1.8 mg/dLと軽い炎症反応があるのみである．

　虫垂炎を疑い，CTをオーダーした．腹部CTでは，回盲部に軽い浮腫性変化があるが（図1➡），虫垂炎ではなさそうという放射線科医の読影結果であった．

　病歴をもう一度聴取し直すと，最終月経は2週間前，おりものは最近増えた感じがする．3カ月前からつき合っている彼氏はいるが，コンドームは使っていない．よくよく聞くと，彼氏以外にも相手がいる，とのことであった．

　婦人科疾患の評価をしたいと思い，産婦人科当番医にコールするも，緊急帝王切開が重なり，「誰も行けない」と看護師さんからの返事であった．

　骨盤内感染症（PID）の評価が必要な症例であるが，あなたの選択肢

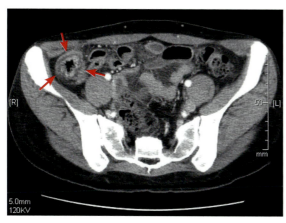

**図1** 腹部CT画像
回盲部に軽度の炎症所見（）．

としては，
①明日の産婦人科外来を予約
②とりあえず，抗菌薬を処方して，帰宅させる
③外科コンサルト
④上司，産婦人科医に怒られるかもしれないが，自分で内診してみる

などが考えられる．皆さんならどうするだろうか．それぞれを選んだ場合についてみてみると，
①クラミジアや淋菌によるPIDであれば，治療の遅れが，合併症，不妊症につながりかねない．一刻も早く治療開始が必要である．
②翌日婦人科医を受診するにしても，抗菌薬をその日のうちに処方したい．しかし，その場合には子宮頸部のスワブをクラミジア，淋菌のDNA検査に提出してから開始したい（不明熱の場合に，血液培養を採取してから抗菌薬を開始するのと同じ）．
③外科医には「手術適応疾患ではない」と言われるであろうから時間の無駄だろう．
④骨盤内感染症（pelvic inflammatory disease：PID）には，子宮頸管炎，子宮内膜炎，子宮筋炎，卵管炎，付属器膿瘍などがあり，なかでも，頸管炎，卵管炎の場合，画像での評価は難しい．PIDの診断には婦人科診察が必要/必須である[1]．読者の皆さんは，必要時には患者

さんのたらい回しをせず，適時，自信をもって内診をし，正しいマネージメントができるようになろう！

## 1 診察の準備

　どの手技にも共通するが，診察を**始める前に準備は万全にする**．温めた腟鏡，ランプ（角度の確認も忘れずに），細胞診用のブラシ，潤滑ジェル，スライドグラス，カバーグラス，生理食塩水，KOH溶液，細菌検査キットなど必要なものを用意する．

　腟鏡の扱いには慣れておこう．金属音を不快に感じる患者さんもいるので，スムーズに腟鏡が開閉するか**事前に確認しておいてほしい**．実は筆者も昔，内診に慣れていない頃，腟鏡を子宮頸部で固定し外す際に腟鏡が閉じなくなってしまい，開いたまま腟鏡を外し，患者さんに「あっ，痛たたた〜，先生，痛いっ」と言われたことがある．

> **ココがポイント**
> 準備は万全に．腟鏡はスムーズに開閉するか確認を．

## 2 婦人科診察（内診）の進め方

　婦人科診察（内診）は，多くの女性にとってあまり気の進まない，できれば受けたくない診察である．男性の方にとっては，直腸診を受ける場合の感覚に近いだろうか．

　初めて内診を受ける人には不安が大きいので，できるだけゆっくり時間をかけて患者さんの不安をとり除き，安心させながら進める．患者さんが力んでしまったりすると，腟鏡の挿入が難しく，腟内の十分な視診，それに続く内診ができないので，**患者さんの協力が不可欠である**．筆者は，病歴をとりながら，内診が初めてで内診が必要になりそうな患者さ

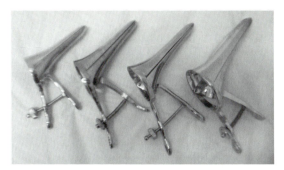

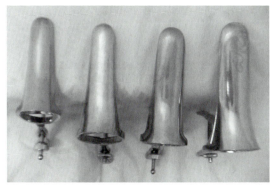

図2 さまざまなサイズの腟鏡
左からSS, S, M, L.

んには、「これからの診察は痛くはないですが、ちょっと気持ち悪い感じはします」と説明する．話しかけながら診察を進め、恥ずかしいと感じさせないよう気をつけ、**痛みのないことを確認しながら**内診を進めるようにする．

腟鏡を選ぶ際、①性行為未経験者、高齢者、内診が初めての女性には小さいサイズ、②未産婦、帝王切開による出産経験のある人には中くらい、③経腟分娩の経産婦や肥満気味の人には大きめの腟鏡を用意する（**図2**）．

内診の際には、トラブル防止のため必ず、看護師さんについてもらおう．男性医師の場合は特に何かあったときに自分を守ることにつながる．第三者についてもらうようにした方がよいだろう．

なかにはどうしても内診ができない患者さんもおり、その場合には直腸診で代用し、直腸から子宮頸部の可動痛を確認することもある[2]．

＜診察台での医師・患者間のカーテンの使用について＞

賛否両論あり，日本でもいろいろな施設があるようだが，筆者は，患者さんと会話し，直接，顔や反応を見ながら診察を進めることができるので，カーテンは開けたまま使わない．しかし，今までカーテンを閉めて診察されるのに慣れている患者さんにとっては，カーテンが開いていると恥ずかしいと感じることもあるので[3]，筆者はあらかじめ患者さんに「カーテン開けて診察しますが，よろしいですか？」と聞いている．閉めることを希望する場合はカーテンを閉めるが，できるだけ内診が初めての患者さん，痛みや不快を訴える患者さんは特に，カーテンを開けて表情を確認しながら診察を進める．

内診台に座る前にバスタオル，シーツなどを下腹部にかけ，下半身，できれば膝までが覆われるようにする．腹部から膝が覆われると，患者さんの安心感は増す．

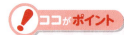

できれば診察の際，医師・患者間のカーテンは開けて，患者さんの表情，反応を見ながら診察を進める．

## 1）視診・触診

まず，外陰部の視診・触診をする．このときも「まず，外側に何かないか拝見しますね」と声をかけながら診察する．

### ❶ 外陰部の視診

外陰部を視診し，尖圭コンジローマ（図3）などの突起物，単純ヘルペスなどの有痛性水疱がないか，また同時に，肛門周囲病変の有無も確認する．

### ❷ 外陰部の触診

Bartholin腺膿瘍などの腫瘤性病変の有無を触って確認する（図4）．

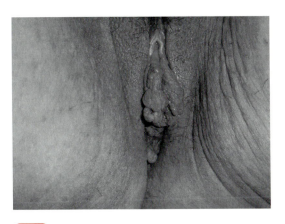

**図3** 尖圭コンジローマ
巻頭カラー7参照

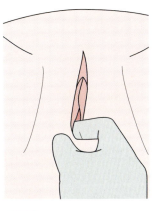

**図4** Bartholin腺膿瘍触診
Bartholin腺は4時と8時の方向にある．第2指を腟口，母指を大陰唇におき，その部位の皮下組織を触診し，Bartholin腺の腫大，圧痛をチェックする．

## 2) 内診

### ❶ 腟鏡診

　「では，中の診察をしますね．大きく深呼吸してください」と声をかけながら，腹式呼吸をしてもらい，深呼気時に，まず，「私の指です」と言って，指を1本（第2指か3指）腟内に入れる．力を抜いてもらい，後方（背部）を押して**腟後壁が脱力していること**を確認し，さらに奥の子宮頸部の位置を確認する．腟口を開きながら反対の手で腟鏡を挿入する（**図5A**）．挿入時には，陰毛，小陰唇を挟まないよう気をつけながら腟鏡を斜めに傾け（**図5B**），途中まで挿入できたら，腟口を開いていた指を抜き，腟鏡を垂直にする（**図5C**）．そのまま奥に進め，腟鏡の先端で頸部の後ろ（後円蓋）をしっかり押さえつつ，（ここが肝！）**腟鏡をわずかに手前に引きながら開き頸部をしっかり同定したら固定する**（**図5D**）．子宮後屈であったり，頸部が側方を向いていたりすると，頸部がすぐに見つからないことがある．

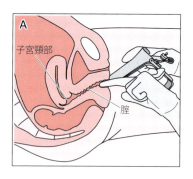
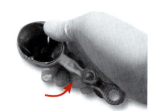
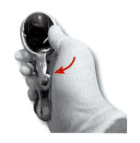
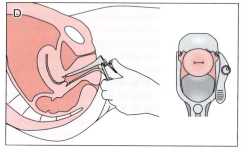

**図5** 腟鏡診の進め方
A）挿入時．B）挿入時の角度．C）途中まで挿入できたら垂直にする．D）頸部を確認して固定する．右図は奥に子宮口が見えているところ．
文献4より作成．B，Cの写真はUCLA health, Toluca Lake Health Center栃倉マーティン慶子先生のご厚意による

> **ココがポイント**
>
> 頸部の同定，頸部での固定時に，手間どると痛みを伴いやすいので注意する．

　頸部の開閉の状態，子宮口の形状，頸部のびらん，ポリープの有無，を観察したら分泌物を採取し，細胞診用のブラシで子宮口を擦過する．通常行うのは，子宮頸部細胞診，細菌培養，淋菌・クラミジアPCR検査，生理食塩水・KOH溶液での帯下の顕微鏡検査，などである．
　子宮頸部細胞診には，従来の塗抹標本の作製と，液状細胞診（liquid based cytology）がある．従来法では，細胞採取から固定までを臨床医

が行うのに対し，液状細胞診では，臨床医はブラシで細胞を採取し細胞浮遊液の作製までを行い，検査室で検査技師が専用の機器を用いて細胞塗抹から診断まで行う．従来法では，細胞が重なったり，均等に分布しないため，見にくい標本が作製されることがあったが，液状細胞診では，標本の作製が均一化・標準化されることになり，その結果として不適正標本が減少すると言われている．また，同時にHPV検査も可能である．液状細胞診と従来法の感度や陽性的中率は，ほぼ同等であるとの報告が多いため（LSILやHSILに対する精度はやや上回るとの報告もあるが）[5)6)]，今後の解析結果をフォローしていく必要がある．

腟鏡を外す際には，頸部を挟まないようにしながら注意深く固定を外し，腟鏡を左右に回転しつつ引き抜きながら腟壁粘膜を注意深く視診する．

> **ココがポイント**
>
> とにかく常に声をかけながら，「今，何をしているか」説明しながら，診察を進める．

腟鏡での診察が終わると一山越えたことになる．次は女性の腹痛の評価の際重要な，頸部可動痛の評価である．

### ❷ 双手診（図6）

一般的に2本の指で内診し，反対の手を下腹部に置き，骨盤内臓器の位置，大きさ，形，可動性，質，固さ，**圧痛・頸部可動痛**の有無を確認する．

> - 頸 部：頸部可動痛の確認をする．
> - 子 宮：通常握り拳の半分のサイズで，70〜90gくらい．大きさ，形，位置，固さ，可動性（圧痛や腫瘍の有無）を確認する（**図6A**）．
> - 付属器：正常の場合，卵管は径7mm，卵巣は直径3cmくらいで，肥満気味の女性，閉経後の女性では卵巣が触れにくいが，日本人女性はやせている人が多く，触れることも多い（**図6B**）．圧痛，卵巣腫大・腫瘤のある場合，経腟エコー検査などで確認する．

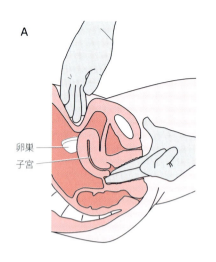
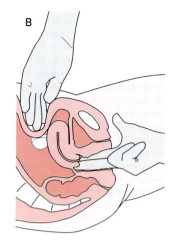

卵巣
子宮

**図6** 双手診のやり方

腹側の手を恥骨上におき,子宮の触診をする(A).
腹側の手を左右に移動し卵巣の触診も行う(B).
文献4より作成

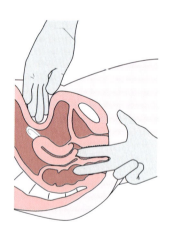

**図7** 直腸腟双手診のやり方

文献4より作成

❸ **直腸腟双手診(図7)**

　チョコレート囊腫の既往,骨盤内膜症を疑われる場合や,40歳以上の女性では直腸腟双手診も考慮する[7].

双手診後，グローブを変える．潤滑剤をつけた第3指を直腸に挿入し，圧痛・腫瘤の有無，壁不整を診察する．その後，第2指を腟に挿入し，骨盤後部の評価をする．
　第2指を腹壁前方に向け，子宮仙骨靱帯を広げる．痛みを伴う場合と第3指が結節を触れる場合，内膜症を考える．下腹部痛/骨盤痛があり50歳以上の場合には，直腸がんのスクリーニングをする[8]〜[10]．

　本稿では，エコー検査，腹部の診察については触れなかった．腹痛を訴える女性を診察する際，経腟エコー検査は必須ではない．しかし，内診で付属器腫瘤を触れたり，妊娠反応が陽性で異所性妊娠が疑われる場合には，経腟エコー検査が必要である．自信をもって内診ができるようになったら，次のステップとして，経腟エコー検査を習得しよう．経腟エコー検査，腹部の診察を行う際も，患者さんの下半身にシーツ，バスタオルなどをかけ，"常に声をかけて説明し，患者さんの不安をとり除き，安心させながら進めること"はどの診察，検査を行ううえでも基本は同じである．

 **症例　つづき**

　冒頭の患者さんは，内診をしたところ頸部可動痛を認め，PIDが疑われたため，クラミジア・淋菌検査を提出するとともに抗菌薬による治療を開始し，症状は改善した．後日，頸部分泌物のPCR検査でクラミジアが陽性と判明し，パートナーの治療とともに他のSTIsのチェックをしたが，B型，C型肝炎，HIVは陰性だった．

## おわりに

　以上に述べたように，婦人科診察（内診）は，女性の腹痛の鑑別診断をつける際，とても**情報量の多い診察手技**である．にもかかわらず，日本では内科，救急外来で，実施されることが少ないのが現状である．
　医師不足の昨今，医療資源を有効に使うためにも，また，忙しい産婦

人科医が本来の業務に集中できるよう，異所性妊娠，卵巣腫瘍茎捻転，TOA（tubo-ovarian abscess：卵管卵巣膿瘍）など，本当に産婦人科専門医による介入が必要な疾患以外では，できるだけ総合診療医（もしくは総合内科医），救急医，家庭医などのプライマリ・ケア医が，専門医と密に連絡をとりながら，婦人科疾患の評価，診断，治療に参加していくことが必要である．結局，それが患者さんにとっても迅速な診断治療に結びつくことになり，患者さんのためになるのではないだろうか．

　また，普段の外来でも，経口避妊薬や緊急避妊ピルの処方，子宮頸がん検診のタイミング，不妊や月経の問題，更年期に起こる体の変化などの相談を受けることもあると思う．上記のような女性特有の悩みに精通しておくと，それが女性医師であれ男性医師であれ，「あ，この人，話しやすい先生だな」と思ってもらえるポイントかもしない．

● 文献

1) CDC：Sexually Transmitted Diseases（STDs）：PID diagnostic criteria：
   http://www.cdc.gov/std/treatment/2010/pid.htm
2) McFarlane, M. J.：Chapter 97. The Rectal Examination. In: Clinical Methods, 3rd edition. The History, Physical, and Laboratory Examinations. (Walker, H. K., et al., eds.), Butterworths, 1990
3) Fetters, M. D., et al.：Japanese women's prospectives on pelvic examinations in the U. S. Looking behind a cultural curtain. J Reprod Med, 48（3）：194-200, 2003
4) Bates' guide to physical exam and history taking, 11th edition（Lynn Bickley, L. S.），Lippincott Williams & Wilkins, 2012
5) Cummings, M. C., et al.：Which are more correctly diagnosed: Conventional Papanicolaou smears or Thinprep samples? A comparative study of 9 years of external quality-assurance testing. Cancer cytopathol, Dec 8：2014
6) 久布白兼行，他：2）液状検体細胞診（クリニカルカンファレンス7 子宮頸部細胞診）．日産婦誌，62（9）：N194-N199, 2010
7) 「有効性評価に基づく大腸がん検診ガイドライン」（がん検診の適切な方法とその評価法の確立に関する研究班），厚生労働省，2005：
   http://canscreen.ncc.go.jp/pdf/guideline/colon_full080319.pdf
8) 「Evaluating Test Strategies for Colorectal Cancer Screening—Age to Begin, Age to Stop, and Timing of Screening Intervals」（Zauber, A. G., et al），Agency for Healthcare Research and Quality, 2009
9) 「colorectal cancer screening」，USPSTF，2008：
   http://www.uspreventiveservicestaskforce.org/uspstf/uspscolo.htm
10) 「NHS Bowel Cancer Screening Programme」，Public Health England：
   http://www.cancerscreening.nhs.uk/bowel/eligible-bowel-cancer-screening.html

第3部 女性の診察に自信をもとう！

# 4 妊娠中，授乳中の患者が来たら
## 投薬と検査の注意

平山陽子

- ☑ 妊娠可能な年齢（10代〜40代）の女性を診察する際には，妊娠の可能性があるということを念頭におく
- ☑ 妊娠週数の計算ができるようにする．妊娠の時期に応じて薬剤が胎児に与える影響について知っておく
- ☑ 妊娠中，授乳中の薬剤の安全性について調べられるようになる
- ☑ 放射線を用いた検査や投薬などに際して，妊婦や授乳婦がもつ不安に答えられるようにする

　東日本大震災の避難所では，医師が妊婦の診療に慣れていないために診察が受けられないケースが多かったと聞いている．確かに，多くの医師は妊婦の診療に苦手意識をもっている．しかし，女性のライフサイクルのなかで妊娠・授乳している時期というのは人によっては数年間続く．妊娠中や授乳中の女性が医療弱者になってしまわないためには，プライマリ・ケアで働く医師が自信をもって妊婦，授乳婦を診療できるようになっていく必要があると筆者は考えている．
　本稿では，夜間の救急外来を想定して，妊娠中，授乳中の女性が受診した際にどのように考えて診療していけばよいか解説する．例えば，以

下のような女性患者が来たらどうすればよいだろうか．

### 症例❶

34歳女性．0経妊0経産．
**主訴**：発熱，全身倦怠感．
**病歴**：受診日前日から上気道症状あり，当日に入り38.5℃の発熱あり，全身倦怠感，四肢の関節痛あり．診察上咽頭発赤のみで異常なく，インフルエンザキットで検査したところA（＋）であった．解熱薬とタミフル®を処方しようとしたところ，本人より「生理が遅れていて，妊娠の可能性もあります．薬を飲んでも大丈夫でしょうか？」と質問があった．

→ **さらに聞くべき病歴は？　処方にあたり注意すべきことは？**

### 症例❷

26歳女性．1経妊1経産（授乳中）．
**主訴**：発熱，乳房の痛み．
**病歴**：受診日前日から乳房のしこりあり，当日に入り乳房の発赤，痛みあり．夜になり39℃の発熱を認めた．8カ月の子どもがおり，先月から保育園に預けて職場復帰したばかりとのこと．診察上は右の乳房に皮膚の発赤を伴う帯状の硬結を触知．痛くて眠れないという．

→ **どのような対処が必要か？**

##  妊婦への診察にあたり知っておくべきこと

### 1）妊娠週数の数えかた

妊娠週数は月経周期が28日型の女性を基準として計算する．最終月経の開始日を0週0日とし，次の日を0週1日と数え，0週7日が1週0日となる．このように数えると2週0日が排卵・受精の日で，40週0日が

**表1　妊娠時期と薬の影響（催奇形性）**

| 妊娠0～27日（0週～3週末） | 無影響期（all or none） |
|---|---|
| 28～55日（4週～7週末） | 絶対過敏期 |
| 56～83日（8週～11週末） | 相対過敏期 |
| 84～111日（12週～15週末） | 比較過敏期 |
| 112日～出生まで（16週以降） | 潜在過敏期 |

分娩予定日となる．妊娠37～41週の出産を正期産，37週未満の出産を早産，42週以降の出産を過期産という．

### 2）妊娠時期の分類

最終月経開始日から出産予定日までを3つに分けて，13週の終わりまでを第1三半期（first trimester），14～27週の終わりまでを第2三半期（second trimester），28週以降を第3三半期（third trimester）という．第2三半期は母体の状態が最も安定している時期である．

薬剤による影響という点からは服薬時期による催奇形性への影響を覚えておくとよい（表1）．特に妊娠4週～11週末までは胎児の中枢神経，心臓，目，耳，四肢などがつくられる**器官形成期**と呼ばれ，この時期に催奇形性のある薬剤を飲むことは極力避けなければならない．

## 2　妊婦に実際に投薬する際に注意すること

### 1）その疾患が妊娠に及ぼす影響についてまず考える

例えば，インフルエンザへの罹患は妊婦の死亡率，ICUへの入院率の増加につながるため，できるだけ早期に抗ウイルス薬を開始すべきとされている[1]．胎児風疹症候群は有名であるが，水痘でも奇形発生が1～2％増加すると言われている．また，妊娠中の喘息発作は胎児の低酸素血症につながりうるため，重要なのは発作を防ぎ，母親の酸素化を維持することである[2]．このように，その疾患が妊娠中の女性やその胎児にどのような影響を与えるかをまず知らなくてはならない．

## 2）投薬の実際

　その薬を処方することのリスクと利益について考える．リスクの評価については**添付文書**や**米国のFDA分類**，**オーストラリア分類**などを参考にする．また，すぐ手に取って調べられるように，外来に1冊，参考となる書籍を置いておくことをお勧めする．

　妊娠中の投薬の安全性について参考になるWEBサイトや図書を紹介する．

- **おくすり110番**：http://www.jah.ne.jp/~kako/
「妊娠とくすり」の欄からFDA分類やオーストラリア分類を調べることができる（2014年12月現在）．
- **「薬物治療コンサルテーション　妊娠と授乳　改訂第2版」**（伊藤真也，村島温子/著），南山堂，2014
実際の投薬や患者説明の際に役立つエビデンスの解説があり，非常に参考になる．
- **「妊婦・更年期患者が一般外来に来たとき　20の診療ナビゲーション」**（青木誠，松原茂樹/編），医学書院，1999
合併症のある妊婦の内科管理ついて書かれた本．

　日本の添付文書は全体的に妊婦の投薬に対して厳しめに書かれており，禁忌となっている薬剤の根拠が不明確なものも多い．参考にしつつ，全体的な患者の利益を考え判断する．

　妊娠とわからずに服用してしまった場合や慢性疾患を伴う妊娠で禁忌薬（**表2**）を投与せざるをえない場合には科学的根拠と妊婦，胎児の利益に基づいて判断する．風邪薬や抗菌薬などほとんどの一般的な薬は問題ないことが多い．

## 3）患者への説明

### ❶ ベースラインのリスクについて知っていただく

　妊娠中に薬剤や放射線などの曝露を受けていない場合でも自然流産率は約15％，先天異常児の発生率は2〜3％ある．ほとんどの薬はこの率を変えないし，催奇形性が知られている薬でもこれに数％上乗せするだ

**表2　妊娠中の代表的な禁忌薬（覚えておこう！）**

**催奇形性のある薬剤**
- 高リスク（＞25％）：サリドマイド，男性ホルモン，タンパク同化ステロイド
- 中等度のリスク（10〜25％）：ワルファリン，ビタミンA（肝油），D-ペニシラミン
- 低リスク（＜10％）：抗てんかん薬，抗腫瘍薬，メトトレキサート，ミソプロストール，チアマゾール，リチウム

**胎児毒性のある薬剤**
- アルコール → 胎児アルコール症候群
- NSAIDs → 動脈管早期閉鎖による肺高血圧症，羊水減少，分娩遅延
- ACE阻害薬，ARB → 胎児の低血圧と腎血量低下による頭蓋冠低形成や腎機能異常
- 抗甲状腺薬，ヨード（大量）→ 甲状腺機能低下，甲状腺腫
- 精神系薬剤 → 出生児の呼吸障害，出生後の離脱症状

文献3より引用

けであることを理解してもらう．

### ❷ 薬の安全性，リスクについて知っていただく

安全性に関してはFDA分類，オーストラリア分類を参考にして伝える．また，妊娠週数も参考にする．ただし，安全性が確立していない薬，催奇形性がある薬でも母体にとって必要なものであれば服用しなくてはならない場合もあることを伝える．

### ❸ 合併する疾患の管理は適切に薬剤を使用して行う

気管支喘息，てんかん，うつ病などの精神疾患，甲状腺機能異常，膠原病，糖尿病，高血圧などが代表的な合併疾患である．これらの慢性疾患をもった女性を診療している場合はその疾患が妊娠に及ぼす影響と妊娠中の治療方針についてあらかじめ話し合っておく必要がある．疾患の十分なコントロールのもとで計画的な妊娠を勧める．

### ❹ 不安が強い場合は専門家へのコンサルトも考える

妊婦が専門家へ相談できる窓口として以下のものがある．患者の不安が強い場合は，紹介するのもいいかもしれない．

- 厚生労働省事業「妊娠と薬情報センター」
  http://www.ncchd.go.jp/kusuri/index.html （2014年12月現在）
  問い合わせ先：03-5494-7845
  （平日10：00〜12：00，13：00〜16：00）

ホームページから問診票をダウンロードして郵送すると，センターから相談方法についてお知らせが来る．①電話相談，②全国に21カ所ある拠点病院の「妊娠と薬外来」での専門的な相談，③主治医に回答書を送付して主治医から説明，のいずれかの方法で回答が得られる．

#### 女性にやさしい診察のコツ

妊娠中の女性に投薬をする際は，まずは服薬に関して本人がどのような心配をしているか聞き出す必要がある．不安に答える形で説明をすると納得が得られることが多い．

### 症例❶ その後

最終月経やどんなことが不安かを尋ねたところ，最終月経の開始日から数えて，現在妊娠6週目と考えられた．妊娠反応検査を行ったところ，陽性．出産の希望があり，インフルエンザや内服薬が胎児に与える影響について非常に心配している様子であった．

UpToDateを検索し，「influenza and pregnancy」[1]という項目の内容を見ると，妊婦がインフルエンザに罹患した場合，入院率，死亡率，流産率などが上がるとのことであった．また，妊娠初期の場合，発熱そのものが奇形のリスクを高めるとのことであった．タミフル®はFDA分類C（危険性を否定できない）であった．一方で，日本産科婦人科学会の調査[7]では，タミフル®投与例で流産，死産，早産，低出生体重児，胎児発育不全（FGR：fetal growth restriction）児を増加させず，また妊娠初期の薬剤投与によっても心形態異常やその他の形態異常リスクは特段に増加させない，という結果であった．

以上を踏まえて，ご本人に次のように説明した．今回のことがなくとも15％程度の自然流産や2～3％の先天異常は起こりうること，重症化を防ぐためにタミフル®の内服が勧められること，タミフル®は流産や奇形の率を増やすという証拠は今のところないことなどを伝えた．最終的に本人の判断でタミフル®を5日間内服することとなった．内服開始後翌日には解熱．しばらく経ってから妊娠39週で元気な女児を出産したと連絡をもらった．

## 放射線を用いた検査の際に留意すること

X線（胸部，腹部）など，日常行われている放射線検査で，胎児に大きな影響を与えるほどの線量はない（**表3，4**参照）．妊娠と気づかずにX線を撮ってしまい，後から相談されることがよくあるが，**基本的に心配はいらないと伝える**．間違っても早まって中絶などしないように伝える．

このようなトラブルを避けるために，妊娠可能な年齢の女性では，①X線以外の検査で代用できないか？（CTではなく，エコーで代用できないか？）を常に検討する．また，②骨盤を含んだX線検査をする場合は

### 表3 胎児への放射線の影響

| 胎児への影響 | 感受性の特に強い時期 | しきい線量など |
| --- | --- | --- |
| 胎芽／胎児死亡 | 着床前期（受精～9日間） | 100 mGy |
| 奇形の発生 | 器官形成期（妊娠4～10週） | 100 mGy |
| 精神発達遅滞 | 胎児期（妊娠10～15週あるいは25週まで） | 300 mGy |
| がん | 全期間 | 10 mGy※ |

※胎児の被曝により統計的にがんの有意な増加が認められている線量．
文献4より作成

### 表4 通常の診断手法から受けるおよその胎児線量（妊娠初期）

| 検査 | | 平均（mGy） | 最大（mGy） |
| --- | --- | --- | --- |
| 単純X線 | 腹部 | 1.4 | 4.2 |
| | 胸部 | ＜0.01 | ＜0.01 |
| | 静脈性尿路造影 | 1.7 | 10 |
| | 腰椎 | 1.7 | 10 |
| | 骨盤 | 1.1 | 4 |
| | 頭蓋骨，胸椎 | ＜0.01 | ＜0.01 |
| 透視検査 | バリウム造影（上部） | 1.1 | 5.8 |
| | 注腸造影 | 6.8 | 24 |
| CT | 腹部 | 8.0 | 49 |
| | 胸部 | 0.06 | 0.96 |
| | 頭部 | ＜0.005 | 0.005 |
| | 腰椎 | 2.4 | 8.6 |
| | 骨盤 | 25 | 79 |

**10日間ルール**（月経開始から10日間の間に検査を行う＝妊娠の可能性がほとんどない時期）に従うと，患者の不安を減らせると思われる．

### ココがピットフォール

「妊娠はしていない」「生理があった」という患者の自己申告は時として間違っていることがある．「現在生理中であり，妊娠の可能性はない」という女性の骨盤CTを施行した際，異所性妊娠が発覚したことがある．月経だと思ったものが不正出血だったのだ．疑わしい場合は妊娠反応をチェックすること．

## 4 授乳婦への診察にあたり知っておくべきこと

### 1）母乳育児の利点

　母乳栄養の利点は多くの研究で明らかになっている（**表5**）．日本の添付文書では内服中に授乳を止めるよう書かれたものが多いが，急な授乳の中断は乳腺炎などの問題を引き起こすこともあり勧められない．妊娠

**表5　母乳の利点**

| 感染防御 |
|---|
| ・母乳は母親が曝露されたことのある病気の抗体を含む |
| ・母乳は下痢，消化器感染症，呼吸器感染症への罹患を減らす |
| **アレルギーの予防** |
| ・母乳育児は異種タンパクが消化器系の中に入るのを防ぐ |
| ・人工乳を生後早期に与えることはアレルギー疾患の罹患率を増加させる |
| **子どもに対するその他の利点** |
| ・乳幼児突然死症候群（SIDS）の発生率の減少 |
| ・より高い知能（IQ）との関連 |
| **母親に対する健康上の利点** |
| ・子宮収縮の促進，分娩後の出血を止める作用 |
| ・産後うつ病の予防，将来の乳がん・卵巣がんの罹患率の減少 |
| ・子どもとの情緒的な絆が増える（虐待が減る） |
| ・月経開始が遅れるため，次の妊娠までの期間を空けられる |

SIDS：sudden infant death syndrome
文献5より作成

中の服薬と違って授乳中の服薬で母乳を介して乳児に薬剤が移行する率は僅かである．内服中もなるべく授乳を続けるよう説明する．

> **女性にやさしい診察のコツ**
>
> 母乳育児を続けられなくなるきっかけは仕事復帰や母親の病気の際が多い．診察した医師が授乳を続けるよう支援する姿勢が重要である．

### 2) 授乳中に注意すべき薬

ごく一部であるが，母乳中に大量に分泌され，乳児に影響が出る薬剤や，母乳の出を悪くしてしまう薬剤がある（表6）．また，母親に薬物の乱用，中毒がある場合は乳児に影響が出る場合があり，注意が必要である．

授乳中の投薬の安全性について参考になるWEBサイトを以下に紹介する．

- 「授乳とお薬」妊娠と薬情報センターホームページ内
  http://www.ncchd.go.jp/kusuri/lactation/index.html （2014年12月現在）

**症例②　その後**

経過と診察所見より乳腺炎と診断した．乳腺炎の治療についてDynaMed[8]で「mastitis」を調べたところ，以下のことがわかった．

**表6　授乳中に注意すべき薬**

| | |
|---|---|
| 乳児の曝露レベルが治療域に近づく可能性の高い薬<br>乳児の傾眠傾向などに注意しながら授乳を続ける | フェノバルビタール　テオフィリン<br>エトスクシミド　　リチウム<br>プリミドン　　　　ヨード製剤 |
| 放射線アイソトープ<br>母乳を介した放射線曝露を避けるため一時的に授乳中断が必要 | 甲状腺機能亢進症の治療目的 $^{131}$I<br>一般の診断用アイソトープ |
| 乳汁分泌を抑制する薬<br>なるべく避ける | ブロモクリプチン<br>エルゴタミン<br>ホルモン性経口避妊薬 |

文献6より引用

①治療の基本は6時間ごとの授乳を続けること，②乳酸菌の入った食品を食べることで回復を早めることができること，③抗菌薬の効果を示すエビデンスは不十分であるが，症状が激しい場合や乳頭に傷がある場合，1～2日授乳を続けても改善しない場合は投薬が勧められていること，④安静や鎮痛薬の処方で症状が和らぐこと．

　ご本人と相談し，数日は仕事を休んで授乳を行うこと，ヨーグルトなどの乳酸製品を摂取することを伝え，抗菌薬（アモキシシリン1回250 mg 1日4回），鎮痛薬（アセトアミノフェン1回0.5 g 1日3回）を処方した．職場復帰後は同じことをくり返さないよう日中に1度，搾乳することを勧めた．内服の授乳を介した子どもへの影響を相談されたため，母乳中に分泌される量はごく僅かで問題にならないこと，どちらも通常小児にも安全に使用できる薬剤であることを説明した．

## おわりに

　筆者は妊娠初期にインフルエンザに罹患してしまったことがある（症例①は筆者の実体験をもとにしている）．すぐにタミフル®を内服し重症化はしなかったものの，出産まで不安であった．このような不安を理解しつつ，妊婦や授乳中の女性が健やかに過ごせるよう支援する医師が増えてほしいと願っている．

● 文献

1) Jamieson, D. J. & Rasmussen, S. A.：Influenzae and pregnancy. UpToDate, 2014
2) 中西美紗緒，箕浦茂樹：妊婦の喘息発作．JIM, 18 (3)：213-215, 2008
3) 村島温子：胎児に安全な薬物療法と放射線の安全性．JIM, 18 (3)：204-208, 2008
4) 「放射線防護マニュアル 第2版」（草間朋子/著），pp.20-22, 日本医事新報社，2004
5) 「UNICEF/WHO 母乳育児支援ガイド」（橋本武夫/監訳，日本ラクテーション・コンサルタント協会/翻訳），pp.3-11, 医学書院，2003
6) 「薬物治療コンサルテーション　妊娠と授乳　改訂第2版」（伊藤真也，村島温子/著），南山堂，2014
7) 日本産科婦人科学会：抗インフルエンザウイルス薬投与妊婦の出産と小児に対する特定使用成績調査（第2回目報告　2011.2）．
　http://www.jsog.or.jp/news/html/announce_20110228.html（2014年12月現在）
8) DynaMed：http://www.ebsco.co.jp/medical/dynamed/（2014年12月現在）

第3部 女性の診察に自信をもとう！

# 5 見逃してはいけない！ドメスティック・バイオレンスへの対応

井上真智子

- ☑ 暴力による健康問題を見逃さない
- ☑ 支援を得るための情報を提供し，通報も考慮する
- ☑ フォローアップと記録を行う

　配偶者や恋人からの暴力，児童虐待，高齢者虐待などの事例は，誰の目にも明らかな問題となるまでに，年余を経ていることが多い．明らかになった事例，見聞きする事例は氷山の一角である．暴力被害を受け続けることは，長期的にさまざまな健康問題を引き起こす．日々の診療において，外傷や不定愁訴，メンタルヘルス問題で受診する患者のなかに暴力・虐待の問題で悩んでいる人がいないか注意したい．

### 症例

　34歳女性．数日前からの下腹痛を主訴に受診した．歩くとお腹に響く感じがあり，痛みは次第に増強，帯下に少量の血液が混じっているという．腹部診察の際に，左肋骨弓に約8 cm大の楕円形の紫斑を認めた．どうしたのか尋ねると，「1週間ほど前に転倒して打撲した．痛みがひどかったので救急外来を

受診し，X線を撮ってもらって骨折はないと言われたが今も痛みがある」とのことである．骨盤内診察により，子宮頸管炎と骨盤腹膜炎が疑われ，クラミジア，淋菌など性行為感染症の検査を実施した．

##  ドメスティック・バイオレンスの種類と特徴

### 1）定義と呼称

　世界保健機関（WHO）ではintimate partner violence（IPV）を，「親密な間柄における身体的，心理的，性的な危害」と定義している[1]．ドメスティック・バイオレンス（DV：家庭内暴力）といった場合，主に配偶者間のものを指すが，広く家庭内で起こる暴力・虐待として，子どもや高齢者を対象としたものも含む場合もある．そこで，その点を区別するため，配偶者間のものを内閣府では法律名称を含めて「配偶者からの暴力」と呼んでいる[2]．他には，婚姻関係の有無によらず恋人や親しい間柄で行われる暴力全般を指してパートナーバイオレンス，同居していない交際関係におけるものをデートDVと呼ぶ．

### 2）発生頻度と法対策

　2011年度の内閣府調査では，対象者（全国20歳以上の男女5,000人）のなかで，回答した女性（1,403人）のうち，32.9％がこれまでに配偶者（事実婚や別居中の夫，元夫も含む）から「身体的暴行」「心理的攻撃」「性的強要」のいずれかを1つでも受けたことがあると答え，10.6％が「何度もあった」と報告している[2]．また，配偶者暴力相談支援センターにおける相談件数は，2013年度に99,961件で，この10年間で約3倍に増加している．また，警察における暴力相談などの対応件数は，2013年に49,533件と過去10年間で約4倍に増加した[2]．

　**「配偶者からの暴力の防止及び被害者の保護等に関する法律」**（いわゆるDV防止法）は2001年に制定された．当初，「配偶者」とは婚姻関係にある／あった者，また婚姻の届け出をしていないが事実上婚姻関係と

**表1** DV防止法による医療者への努力義務

**1）通報（第6条の2）**

「医師その他の医療関係者は，その業務を行うに当たり，配偶者からの暴力によって負傷し又は疾病にかかったと認められる者を発見したときは，その旨を配偶者暴力相談支援センター又は警察官に<u>通報することができる</u>．この場合において，<u>その者の意思を尊重するよう努める</u>ものとする．」（この際に，「守秘義務に関する法律の規定は，通報することを妨げるものと解釈してはならない（第6条の3）」とある）

**2）情報提供（第6条の4）**

「医師その他の医療関係者は，その業務を行うに当たり，配偶者からの暴力によって負傷し又は疾病にかかったと認められる者を発見したときは，その者に対し，<u>配偶者暴力相談支援センター等の利用について，その有する情報を提供するよう努めなければならない</u>．（配偶者暴力相談支援センターによる保護についての説明等）」

下線は筆者による．

同様の事情にあった者を対象としていたが，2013年の第三次改正（2014年1月施行）において，その範囲が拡大され，事実婚でない**「生活の本拠を共にする交際相手」**に関しても法の適用対象となった[2]．しかし，この改正においても同居していない場合（デートDV）は対象外となっている．

医師その他の医療関係者に対する努力義務を**表1**に，支援の全体像を表したマップを**図1**に示す．

## 3）暴力の種類

暴力の種類には，**身体的暴力，性的暴力，経済的暴力，社会的暴力，精神的暴力，子どもを利用した暴力**などがある．身体的暴力には，殴る，蹴る，首を絞める，突き飛ばすなど，性的暴力には，性行為の強要，避妊への非協力，ポルノを強要して見せるなどがある．経済的暴力としては，生活費を渡さない，金銭を取り上げる，社会的暴力には，外出・交友・行動の制限，電話やメールの監視など，**行動をコントロールするもの**も含まれる．精神的暴力には，脅す，ののしる，威嚇する，自尊感情を傷つける，無視するといった，言葉や行動を用いたものがある．また，子どもを利用した暴力には，子どもに暴力を見せる，子どもを盾にして脅す，子どもを危険な目にあわせるなどが含まれる．

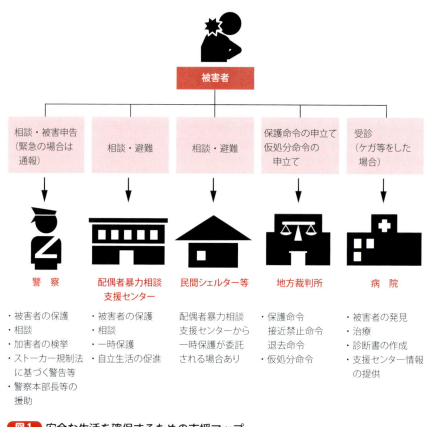

**図1** 安全な生活を確保するための支援マップ
内閣府「配偶者からの暴力被害者支援情報」(http://www.gender.go.jp/e-vaw/shien/01.html) より

## 2 暴力（IPV/DV）を疑う状況，外傷，その他の訴え

　これらの暴力を長期的，反復的に受けることにより，被害者にはさまざまな身体的・精神的な健康問題が生じうる（**表2**）．直接的な外傷としては，頭部・顔面・頸部・胸郭・乳房・腹部に受ける外傷があり，**所見とけがの原因についての患者の説明がくい違っている**場合があり，そのようなときは注意する．鼓膜穿孔，眼窩骨折，前房出血，歯牙損傷，顎骨骨折，顔面骨骨折，頸部圧迫，タバコによる熱傷，外陰部損傷，妊婦

**表2** IPV/DVを疑う状況

- 顔や体幹の外傷（けが），新旧さまざまな状態のけが
- 説明のつかない外傷（けが），説明とあわないパターンのけが
- 身体症状（不定愁訴）を頻繁に訴える
- 慢性疼痛
- 性的な問題をくり返す
- 妊婦健診を受けていない，出産間近になって妊婦健診を受け始める
- 診察予約に来ない，遅刻する
- 物質依存（タバコ，アルコール，薬物）
- メンタルヘルス問題が頻繁に生じる

のけがなどの際は暴力による可能性を考慮する．四肢の骨折，捻挫，脱臼などもみられる．

疑うポイントとしては，**身体の複数の部分への受傷，新旧さまざまなステージのあざ**，受傷部位が左側（右手で殴られた場合）や中心部に集中して分布している場合などである．

さらに，**長期にわたる慢性ストレスにより心身相関を伴う疾患，メンタルヘルス上の問題が増加**し，身体不定愁訴，慢性疼痛，うつ病，不安障害，睡眠障害，心的外傷後ストレス障害（PTSD），物質依存（アルコールや薬物），摂食行動異常，自殺念慮・企図，心・脳血管リスクの上昇などがみられる．具体的には，身体不定愁訴には，頭痛，胃痛，背部痛，月経痛，胸部痛，めまい，失神，動悸，息切れ，便秘，倦怠感，機能性の胃腸症状（過敏性腸症候群：IBS）などがあり，慢性疼痛には，関節痛，側頭部顎関節症，線維筋痛症なども含まれる．

**性的な影響**として，性行為感染症（STI）の増加，子宮頸部異形成や子宮頸がん，望まない妊娠と中絶の増加などがある．さらに，**妊娠経過への影響**として，自然流産，妊娠高血圧，不正出血，胎盤剥離などの増加や，慢性ストレスによる胎児血流の低下による胎児の低体重や早産，周産期死亡との関連が指摘されている[3]．また，妊婦健診を適切に受けずに遅い時期から受診する場合，IPV/DVを疑う．

IPV/DVは**児童虐待や高齢者虐待と合併**していることも多いと言われ，また暴力のある家庭に育った子どもでは，発達異常や学習上の問題，学校の中退，将来の暴力的な行動などのリスクが上昇すると報告されている．

以上，長期的かつ子どもやその他の家族におよぶ健康影響を考えた場合，医師はケースの発見と適切な対応を行うことが重要である．

## 暴力が疑われたときの対応

暴力が疑われた場合，判明した場合，以下のステップによって支援を行う[3]．ただし，被害者はすぐに加害者から逃げたり，暴力関係を断ち切ったりすることを望まない場合もある．暴力が起きる背景（**表3**）をよく理解して支持的に接する必要がある．医師や医療者が「パワーとコントロール」を行使する存在になることや，救済者役となることは避ける必要がある．

また，**図2**に示す暴力のサイクルにより，被害者は加害者に対し「本当は優しい人だ」「彼には私がいないといけない」と考えている場合もあることを理解する．

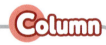

### スクリーニングに関するエビデンス

2013年に発表されたコクランレビュー[4]では，医療機関において全女性に対し，IPVのスクリーニングを行う（universal screening）ことに関して明らかに有用であるとは言い切れないという結論になっている．全女性へのスクリーニングにより，ケースの発見率は約2倍に高まったが，支援団体への紹介率は依然低く，被害女性の長期的アウトカムを改善するとは言い切れない．対面で聞かれると答えづらいということで，コンピュータを利用したスクリーニングを用いるところもあるが，スクリーニング法やセッティングなどによりその効果は一定していない．この問題に関する介入・支援の難しさを物語っている[5][6]．

## 1) 支援を求めるか尋ねる

- 暴力について話し合うことに対する意思を確認する．
- 被害者は，**表4**（なぜ逃げないのか）の心理も働き，自尊感情が低くなっており，支援を受けることを求めない場合もある．
- 「あなたはひとりぼっちではない」「この被害はあなたのせいではない」「助けが必要なら，助けを得ることができる」というメッセージを伝える．

### 表3 なぜ暴力が起きるのか

- パワーとコントロール（力と支配）の構造[5]：権力，社会的地位，影響力，経済力，体力などのパワーが優位なものが支配する社会構造がある
- ジェンダー：社会的，文化的な性役割概念の存在
- 暴力を容認する風土
- 家族という私的で閉ざされた継続的な関係

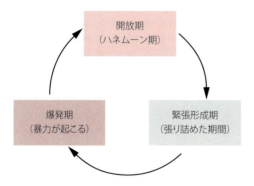

### 図2 暴力のサイクル〔レノア・ウォーカー（1979）〕

ハネムーン期には「もう殴らないから許してくれ」と言って優しく謝るが，次第に緊張が高まり，ちょっとしたことで暴力が起こりそうになり，それが爆発する．爆発後はまた謝る，ということをくり返しながら，暴力の程度や頻度が増していく．
その結果，生じる関係は「外傷性の絆（traumatic bonding）」と呼ばれる．加害者は救済者でもあるので，被害者は加害者に対して愛情を強く感じるようになり，暴力を受けないためにさらに親密さを保とうと努力するようになる．

**表4** なぜ逃げないのか

被害者の心理として以下のようなものがある．
- **自責**：「自分が相手を怒らせたのが悪かった」
- **否認**：「本当は優しい人，これくらい大したことない」
- **合理化**：「多少の暴力に耐えるのは妻の役割，自分が怒らせなければよい」
- **洗脳**：「自分はこの人がいないと生きていけない，殴られるのは愛されている証拠」
- **無力化**：「この状態はどうにも変えられない，受け入れるしかない」
  →マーティン・セリグマンによる学習性無力感理論（learned helplessness）

## 2) 危険性を評価する

- 女性および子どもの生命の危険性を評価する．生命への危険性が高い場合は，女性の意思を確認して警察もしくは配偶者暴力相談支援センターへ通報する．
- 「殺されるかもしれないと思ったことがある」「相手を殺すか自分が死ぬか，どちらかしか方法がないと思う」「刃物を使った脅しがある」「相手に凶暴性，衝動性がある」場合は生命の危険性が高い．

## 3) 安全計画（セイフティ・プラン）を立てる

- 自分で命の危険を感じたときは，すみやかに警察に通報する，逃げることを勧める．
- いつでも避難できるように，持ち出すものを用意しておくように勧める．例えば現金通帳，印鑑，健康保険証，運転免許証，診察券，鍵，内服薬など．また，保護命令申請や離婚調停・裁判などの際に証拠となる書類も持ち出せるよう準備しておく．

## 4) 有用な社会資源に関する情報提供を行う

- 配偶者暴力相談支援センター，婦人相談所，女性センター，民間シェルターに関する資料やリーフレットを渡す．今はそのつもりがなくとも，後で支援を求めたいときにいつでも連絡できるようにする．

## 5）フォローアップ計画と記録を行う

- 話されたことは患者の了承を得て記載し，本人以外には開示しない．

**症例** その後

　検査の結果，クラミジアによる骨盤腹膜炎であるとわかり，アジスロマイシンによる治療を行うことにした．パートナーの治療が必要であることを説明し，受診してもらうよう勧めたところ，「すぐに話さないといけませんか？ 最近，機嫌が悪いので少し様子をみてからにしたいのですが．気に障ることを言うと手が出ることがあるので」という．これまでに暴力を受けたことがあるか尋ねると，何度か殴られたり突き飛ばされたりしたことがあることがわかった．包丁を向けられるなど命の危険にさらされたことはないという．「怒らせないようにしていると大丈夫なので」と，今すぐには支援を求める様子ではなかった．

　そこで，①相談機関（配偶者暴力相談支援センターや自治体の女性相談センター）の電話番号とアクセスの書かれたリーフレットを渡し，困ったときは相談すること，②命の危険を感じたときは迷わず警察に連絡すること，③いざというときは身の安全確保のため逃げることを説明した．さらに，パートナーがクラミジア治療を行っていない状態では，再度自分に感染するリスクがあるため，性行為を避けることが望ましい旨を説明した．

　クラミジアの経過フォローのため，2週間後再診とし，パートナーの治療状況および暴力についてもフォローアップすることにした．また，今後パートナーが受診した際には，暴力の件について秘密を守ることを説明した．

## おわりに

　外傷やメンタルヘルス問題の患者が来た際に，暴力の関与があるのではないかと疑ってそれを尋ねるのには，医療者側も抵抗があることがある．しかし，まずは適切にケースを発見することから支援は始まる．支援機関につなげ，暴力関係やそのサイクルを断ち切ることが容易でない場合も多いが，本人，家族，子どもの長期的健康影響の重大さを認識して常にアンテナを張るようにしておきたい．

## ● 文献

1) World Health Organization：Intimate Partner Violence, Understanding and addressing violence against women. 2012
   http://apps.who.int/iris/bitstream/10665/77432/1/WHO_RHR_12.36_eng.pdf
2) 内閣府男女共同参画局：配偶者からの暴力被害者支援情報.
   http://www.gender.go.jp/e-vaw/index.html
3) 「EBMの手法による周産期ドメスティック・バイオレンスの支援ガイドライン2004年版」（聖路加看護大学　女性を中心にしたケア研究班/編），金原出版，2005
4) Taft, A., et al.：Screening women for intimate partner violence in healthcare settings. Cochran Database Syst Rev, Apr 30：4, 2013
5) 「DV防止とこれからの被害当事者支援」（戒能民江/編著），ミネルヴァ書房，2006
6) 「ドメスティック・バイオレンス，三訂版」（鈴木隆文，麻鳥澄江/著），教育史料出版会，2008

# INDEX

## 数字・欧文

5C ……………………………… 97
ALSO …………………………… 87
Bartholin腺膿瘍 ……………… 152
BLSO …………………………… 88
Braxton Hicks収縮 …………… 33
dimpling sign ………………… 128
DV防止法 ……………………… 170
FAST＋P ……………………… 38
hCG ……………………… 74, 138
HELLP症候群 ……………… 25, 45
hot flush …………………… 111
HRT …………………………… 110
OC …………………………… 104
OHSS ………………………… 41
pelvic inflammatory
 disease …………………… 27
PID ………………… 17, 27, 68, 71
PMS …………………………… 107
pointing sign ………………… 128
STD …………………………… 92
STI …………………………… 92
X線被曝 ……………………… 145

## 和文

### あ行

圧痛 …………………………… 155
安全計画 ……………………… 176
異所性妊娠
 ……… 16, 24, 44, 49, 76, 144
異所性妊娠の
 リスクファクター ………… 52
痛みの移動 …………………… 14
医療面接 ……………………… 132
うつ病 ………………………… 112
腋窩リンパ節 ………………… 125
黄体血腫破裂 ………………… 80

### か行

外陰部の視診 ………………… 152
外陰部の触診 ………………… 152
外陰部ヘルペス ……………… 96
過多月経 ………………… 32, 105
患者指導 ……………………… 97
完全流産 ……………………… 44
関連痛 ………………………… 13
偽陰性 ………………………… 142
急性腹症 ……………………… 21
偽陽性 ………………………… 142
経腟エコー …………………… 19
頸部可動痛 …………………… 155
経腹エコー検査 ……………… 40
月経 …………………………… 105
月経困難症 ……………… 27, 106
月経周期 ……………………… 32
月経前症候群 ………………… 107
月経量 ………………………… 32
月経歴 ………………………… 134
甲状腺機能障害 ……………… 112
更年期 …………………… 111, 137
更年期障害 …………………… 110
骨粗鬆症 ……………………… 114
骨盤内炎症性疾患 ……… 17, 27
骨盤内膿瘍 …………………… 60

### さ行

催奇形性 ……………………… 161
子宮筋腫 ……………………… 107
子宮底の位置と
 妊娠週数の目安 …………… 43
子宮内膜症 …………………… 107
子宮破裂 ……………… 25, 38, 44
脂質異常症 …………………… 114
思春期 ………………………… 135
視触診 ………………………… 120
視診 …………………………… 152
指腹法 ………………………… 123
周産期救急 …………………… 84
出血性ショック ……………… 24
授乳中に注意すべき薬 ……… 167
腫瘤・硬結 …………………… 125
常位胎盤早期剥離
 ……………………… 25, 38, 44

| | |
|---|---|
| 触診 | 152 |
| 初経の年齢 | 32 |
| 進行流産 | 44 |
| 身体診察 | 29 |
| 身体不定愁訴 | 173 |
| 陣痛 | 25 |
| 性器クラミジア | 93, 94 |
| 性器ヘルペス | 93 |
| 性行為感染症 | 33, 92 |
| 性交渉の有無 | 32 |
| 性交歴 | 135 |
| 成熟嚢胞性奇形腫の破裂 | 57 |
| 性成熟期 | 137 |
| セイフティ・プラン | 176 |
| 切迫早産 | 25, 45 |
| 切迫流産 | 24, 44 |
| 線維腺腫 | 118, 119 |
| 尖圭コンジローマ | 93, 152 |
| 双手診 | 155 |

## た行

| | |
|---|---|
| 胆嚢炎 | 45 |
| 腟鏡 | 151 |
| 腟鏡診 | 153 |
| 虫垂炎 | 14, 45, 68, 73 |
| 腸閉塞 | 45 |
| 直腸腟双手診 | 156 |
| 低用量ピル | 104 |
| 投薬 | 159, 161 |
| ドメスティック・バイオレンス | 170 |

## な行

| | |
|---|---|
| 内診 | 147, 150, 153 |
| 乳がん | 116, 118, 119, 127 |
| 乳がん検診 | 130 |
| 乳管内乳頭腫 | 118 |
| 乳腺悪性腫瘍 | 119 |
| 乳腺症 | 117, 119 |
| 乳頭・乳輪直下 | 124 |
| 乳頭分泌物 | 127 |
| 乳房 | 116 |
| 乳輪下膿瘍 | 117 |
| 尿中hCG | 138 |
| 尿妊娠反応検査 | 23 |
| 妊娠 | 108 |
| 妊娠時期の分類 | 161 |
| 妊娠週数 | 141, 160 |
| 妊娠・出産歴 | 135 |
| 妊娠中の代表的な禁忌薬 | 163 |
| 妊娠反応 | 138 |
| 妊娠反応検査 | 137 |
| 妊娠歴 | 32 |

## は行

| | |
|---|---|
| パートナーバイオレンス | 170 |
| 配偶者暴力相談支援センター | 176 |
| 避妊法 | 108, 144 |
| 病歴聴取 | 29, 134 |
| 平手法 | 124 |
| 腹腔内出血 | 40 |
| 腹痛 | 21, 37, 66 |
| 腹痛の原因 | 15, 34 |
| 腹痛部位 | 13 |

| | |
|---|---|
| 婦人科診察 | 35, 150 |
| 不全流産 | 44 |
| 閉経 | 32 |
| 放射線 | 165 |
| 暴力のサイクル | 175 |
| 母乳の利点 | 166 |
| ホルモン補充療法 | 110 |

## ま〜ら行

| | |
|---|---|
| 問診 | 120 |
| 指先交互法 | 124 |
| 卵巣過剰刺激症候群 | 41, 62, 64 |
| 卵巣腫大 | 40 |
| 卵巣出血 | 27, 40, 52, 54 |
| 卵巣腫瘍茎捻転 | 18, 26, 40, 45, 57, 77 |
| 卵巣腫瘍の破裂 | 55 |
| 卵巣腫瘍破裂 | 17 |
| 淋菌 | 93, 96 |
| リンパ節 | 127 |

# 執筆者一覧 (50音順)

飯塚　崇
金沢大学医学部附属病院産婦人科

池田裕美枝
神戸市立医療センター中央市民病院産婦人科

井上真智子
浜松医科大学地域家庭医療学講座
／静岡家庭医養成プログラム

加藤一朗
隠岐病院産婦人科・救急科

熊澤恵一
大阪大学医学部附属病院産婦人科

小嶋　一
手稲家庭医療クリニック

笹野智之
大阪大学医学部附属病院産婦人科

杉村　基
浜松医科大学産婦人科・家庭医療学講座

伊達岡　要
恵寿総合病院家族みんなの医療センター
家庭医療科

堤（滝沢）美代子
聖路加国際病院一般内科
／ナショナルメディカルクリニック

寺岡英美
弓削メディカルクリニック

中山明子
大津ファミリークリニック／音羽病院家庭医療科

鳴本敬一郎
浜松医科大学産婦人科・家庭医療学講座

平山陽子
東京ほくと医療生活協同組合王子生協病院

堀江典克
森町家庭医療クリニック

松本有里
大阪大学医学部附属病院産婦人科

馬淵誠士
大阪大学医学部附属病院産婦人科

宮﨑　景
みえ医療福祉生活協同組合高茶屋診療所
（三重家庭医療センター高茶屋）

吉岡哲也
恵寿ローレルクリニック

萬谷京子
川崎市立川崎病院外科

## 編者プロフィール

**井上真智子（いのうえ　まちこ）**
浜松医科大学地域家庭医療学講座　特任教授
静岡家庭医養成プログラム　責任者

1997年京都大学医学部卒業．大阪大学産婦人科，日鋼記念病院・北海道家庭医療学センターにて研修．東京ほくと医療生活協同組合・北足立生協診療所所長，日本医療福祉生活協同組合連合会・家庭医療学開発センター指導医，帝京大学医療共通教育センター講師を経て2014年4月より現職．東京大学大学院医学系研究科公共健康医学専攻修了（公衆衛生学修士）．帝京大学医療共通教育センター客員教授．日本プライマリ・ケア連合学会認定家庭医療専門医・指導医．研究テーマはプライマリ・ケアの質評価と改善．女性の診療に携わる医療者の間に，ライフステージや健康増進を含めたウィメンズヘルスの観点が広く浸透していくことを期待しています．

---

本書はレジデントノート誌2013年2月号の特集「自信をもって診る！ 女性の腹痛 ～ Part1：産科・婦人科疾患を見逃さない！／Part2：女性患者にやさしい診察のコツ～」を全面的に刷新し，さらに新規項目を加えたものです．

---

# もう困らない！ プライマリ・ケアでの女性の診かた

### 女性診療に携わるすべての人に役立つ問診・診察・検査のノウハウ

| | | |
|---|---|---|
| 2015年3月10日　第1刷発行 | 編　集 | 井上真智子 |
| | 発行人 | 一戸裕子 |
| | 発行所 | 株式会社 羊　土　社 |
| | | 〒101-0052 |
| | | 東京都千代田区神田小川町2-5-1 |
| | | TEL　03（5282）1211 |
| | | FAX　03（5282）1212 |
| | | E-mail　eigyo@yodosha.co.jp |
| | | URL　http://www.yodosha.co.jp/ |
| ©YODOSHA CO., LTD. 2015<br>Printed in Japan | 装　幀 | ペドロ山下 |
| ISBN978-4-7581-1765-4 | 印刷所 | 日経印刷株式会社 |

本書に掲載する著作物の複製権，上映権，譲渡権，公衆送信権（送信可能化権を含む）は（株）羊土社が保有します．
本書を無断で複製する行為（コピー，スキャン，デジタルデータ化など）は，著作権法上での限られた例外（「私的使用のための複製」など）を除き禁じられています．研究活動，診療を含み業務上使用する目的で上記の行為を行うことは大学，病院，企業などにおける内部的な利用であっても，私的使用には該当せず，違法です．また私的使用のためであっても，代行業者等の第三者に依頼して上記の行為を行うことは違法となります．

**JCOPY**　〈（社）出版者著作権管理機構　委託出版物〉
本書の無断複写は著作権法上での例外を除き禁じられています．複写される場合は，そのつど事前に，（社）出版者著作権管理機構（TEL 03-3513-6969，FAX 03-3513-6979，e-mail：info@jcopy.or.jp）の許諾を得てください．

# 羊土社のオススメ書籍

## 基本をおさえる腹部エコー 改訂版
撮りかた、診かた、考えかた

谷口信行／編

定番入門書の改訂版．ベテラン医師が、基本の技と必ず役立つプロの秘技を解説．「描出できない！」「見落しがないか不安」といった悩みも解消！検者の"腕"が問われる腹部エコーの基礎固めと更なる上達に最適です！

**産婦人科疾患に対するコツもバッチリ解説**

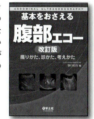

■ 定価（本体4,400円＋税） ■ B5判
■ 255頁　■ ISBN 978-4-7581-1050-1

## 圧倒的画像数で診る！腹部疾患画像アトラス
典型例から応用例まで、2000画像で極める読影力！

後閑武彦／編

よく出合う消化器・泌尿器・生殖器疾患の多様な症例パターンを解説！2000点のバリエーション豊富な画像で疾患のあらゆる所見と鑑別ポイントがわかり、実践的な読影力が身につく．日常診療で役立つ1冊！

**産婦人科疾患のMRIやCT画像も多数掲載**

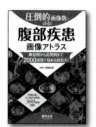

■ 定価（本体7,400円＋税） ■ B5判
■ 422頁　■ ISBN 978-4-7581-1181-2

## ココに注意！高齢者の糖尿病
老年症候群を考えた治療とQOLを高める療養指導のコツ

荒木　厚／編

高齢者の糖尿病は投薬や注射だけでは治せない！診療の基本から合併症の治療や予防、血糖管理、知っておきたい老年症候群、生活習慣改善と運動・食事の指導まで、高齢糖尿病患者の治療に必要な知識がすべてわかる！

**高齢者を診るなら必読！**

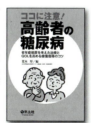

■ 定価（本体3,800円＋税） ■ A5判
■ 271頁　■ ISBN 978-4-7581-1762-3

## Dr. 宮城の白熱カンファレンス
診断のセンスと臨床の哲学

岡田優基／著，徳田安春／編，
宮城征四郎／監

"基礎"とは"簡単なこと"ではない、"最も大事なこと"である．群星沖縄では「臨床の基礎」を徹底して教えていた．臨床推論から医師としての姿勢まで、珠玉のパールが詰まった症例カンファレンスに参加してみよう！

**宮城医師の指導は感動と面白さが止まらない！**

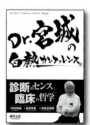

■ 定価（本体3,900円＋税） ■ B5判
■ 271頁　■ ISBN 978-4-7581-1757-9

発行　羊土社 YODOSHA

〒101-0052　東京都千代田区神田小川町2-5-1　TEL 03(5282)1211　FAX 03(5282)1212
E-mail：eigyo@yodosha.co.jp
URL：http://www.yodosha.co.jp/

ご注文は最寄りの書店、または小社営業部まで

プライマリケアと救急を中心とした総合誌

# レジデントノート

☐ 年間定期購読料（送料サービス）
- 月刊のみ　12冊
  定価（本体24,000円＋税）
- 月刊＋増刊　18冊
  定価（本体51,000円＋税）

**月刊**　毎月1日発行　B5判　定価（本体2,000円＋税）

## 日常診療を徹底サポート！

医療現場での実践に役立つ
研修医のための必読誌！

**特徴**
1. 医師となって**最初に必要となる"基本"や"困ること"**をとりあげ、ていねいに解説！
2. **画像診断、手技、薬の使い方**など、すぐに使える内容！日常の疑問を解決できる
3. 先輩の経験や進路選択に役立つ情報も読める！

詳細はコチラ ▶ http://www.yodosha.co.jp/rnote/

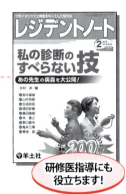

研修医指導にも役立ちます！

患者を診る　地域を診る　まるごと診る

## 総合診療のGノート
General Practice

☐ 年間定期購読料
隔月刊　年6冊
定価（本体15,000円＋税）
※年間定期購読は送料無料です

**隔月刊**　偶数月1日発行　B5判　定価（本体2,500円＋税）

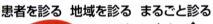

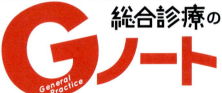

- **現場目線の具体的な解説**だから、かゆいところまで手が届く
- 多職種連携、社会の動き、関連制度なども含めた**幅広い内容**
- 忙しい日常診療のなかでも、**バランスよく知識をアップデート**

詳細はコチラ ▶ http://www.yodosha.co.jp/gnote/

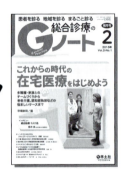

2014年4月 創刊

発行　羊土社 YODOSHA
〒101-0052　東京都千代田区神田小川町2-5-1　TEL 03(5282)1211　FAX 03(5282)1212
E-mail：eigyo@yodosha.co.jp
URL：http://www.yodosha.co.jp/

ご注文は最寄りの書店、または小社営業部まで